AF438833

Índice

Artemis Saage

Salud Equina y Anatomía del Caballo:
Guía Completa de Cuidados Veterinarios

Manual práctico sobre anatomía, medicina natural, primeros auxilios y entrenamiento para mantener la salud óptima de los caballos

216 Fuentes
64 Fotos / Gráficos
20 Ilustraciones

Aviso legal

Saage Media GmbH
c/o SpinLab – The HHL Accelerator
Spinnereistraße 7
04179 Leipzig, Germany
E-Mail: contact@SaageMedia.com
Web: SaageMedia.com
Commercial Register: Local Court Leipzig, HRB 42755 (Handelsregister: Amtsgericht Leipzig, HRB 42755)
Managing Director: Rico Saage (Geschäftsführer)
VAT ID Number: DE369527893 (USt-IdNr.)

Editorial: Saage Media GmbH
Publicación: 12.2024
Diseño de portada: Saage Media GmbH
ISBN Tapa blanda: 978-3-384-44439-4
ISBN Ebook: 978-3-384-44440-0

Queridos lectores,

les agradezco de corazón que hayan elegido este libro. Con su elección, no solo me han brindado su confianza, sino también parte de su valioso tiempo. Lo aprecio mucho.

La salud de su caballo es la base para éxitos compartidos y una convivencia armoniosa. Este manual práctico combina conocimientos veterinarios sólidos con métodos de curación natural probados. Desde la anatomía detallada del aparato locomotor hasta instrucciones concretas para medidas de primeros auxilios, obtendrá una visión completa de la salud equina. Benefíciese de la combinación de conocimientos de la medicina convencional con métodos de tratamiento alternativos como la fitoterapia y el vendaje kinesológico. El libro proporciona conocimientos prácticos sobre la prevención y el tratamiento de quejas comunes, desde el desarrollo muscular hasta el apoyo específico del aparato locomotor. Con esta guía, desarrollará una comprensión más profunda de las interrelaciones físicas de su caballo y podrá reconocer problemas de salud más temprano. Fortalezca su competencia en el cuidado de caballos y construya una valiosa base de conocimientos para la óptima atención de su compañero de cuatro patas.

Les deseo ahora una lectura inspiradora y esclarecedora. Si tienen sugerencias, críticas o preguntas, agradezco sus comentarios. Solo a través del intercambio activo con ustedes, los lectores, las futuras ediciones y obras podrán mejorar aún más. ¡Manténganse curiosos!

Artemis Saage
Saage Media GmbH

- support@saagemedia.com
- Spinnereistraße 7 - c/o SpinLab – The HHL Accelerator, 04179 Leipzig, Germany

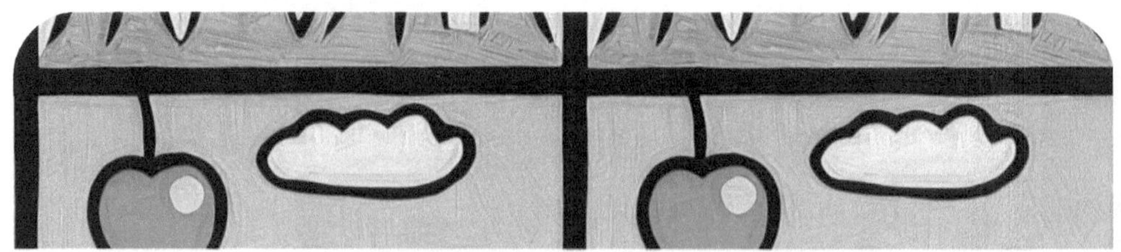

Introducción

Para ofrecerle la mejor experiencia de lectura posible, nos gustaría familiarizarle con las características principales de este libro. Los capítulos están organizados en un orden lógico, permitiéndole leer el libro de principio a fin. Al mismo tiempo, cada capítulo y subcapítulo ha sido diseñado como una unidad independiente, por lo que también puede leer selectivamente secciones específicas que sean de particular interés para usted. Cada capítulo se basa en una investigación cuidadosa e incluye referencias completas. Todas las fuentes están directamente enlazadas, permitiéndole profundizar en el tema si está interesado. Las imágenes integradas en el texto también incluyen citas de fuentes apropiadas y enlaces. Una visión general completa de todas las fuentes y créditos de imágenes se encuentra en el apéndice enlazado. Para transmitir eficazmente la información más importante, cada capítulo concluye con un resumen conciso. Los términos técnicos están subrayados en el texto y se explican en un glosario enlazado ubicado directamente debajo. Para acceder rápidamente al contenido en línea adicional, puede escanear los códigos QR con su smartphone.

Materiales adicionales de bonificación en nuestro sitio web
En nuestro sitio web, ponemos a su disposición los siguientes materiales exclusivos:

- Contenido adicional y capítulos extra
- Un resumen general compacto
- Un archivo PDF con todas las referencias
- Recomendaciones de lectura adicional

El sitio web está actualmente en construcción.

SaageBooks.com/es/salud_equina-bonus-SMIMQX

1. Anatomía y Fisiología del Caballo

¿Cómo funciona el cuerpo de un caballo y qué lo hace tan especial? Esta pregunta preocupa tanto a los propietarios de caballos como a veterinarios y científicos. El organismo del caballo es una fascinante interacción de diferentes sistemas: desde el potente aparato locomotor hasta el tracto digestivo altamente especializado y el delicadamente ajustado sistema hormonal. Mientras que la evolución ha moldeado al caballo como un animal de escape resistente, hoy en día planteamos demandas muy diferentes a nuestros compañeros de cuatro patas. Ya sea como caballo de deporte, compañero de ocio o caballo de terapia, comprender las bases anatómicas y fisiológicas es esencial para un manejo, entrenamiento y atención médica adecuados. ¿Cómo reacciona el cuerpo del caballo ante diferentes cargas? ¿Qué papel juegan las hormonas y los procesos metabólicos en la salud y el rendimiento? ¿Y cómo podemos prevenir enfermedades? Las respuestas a estas preguntas se encuentran en el examen detallado de los diferentes sistemas de órganos y sus interacciones. Solo quien comprende las bases puede reconocer los signos de enfermedad a tiempo y reaccionar adecuadamente. Los siguientes capítulos ofrecen una visión fundamentada de la compleja anatomía y fisiología del caballo, desde los fundamentos hasta los conocimientos científicos actuales. Este conocimiento forma la base para todos los demás aspectos de la salud equina.

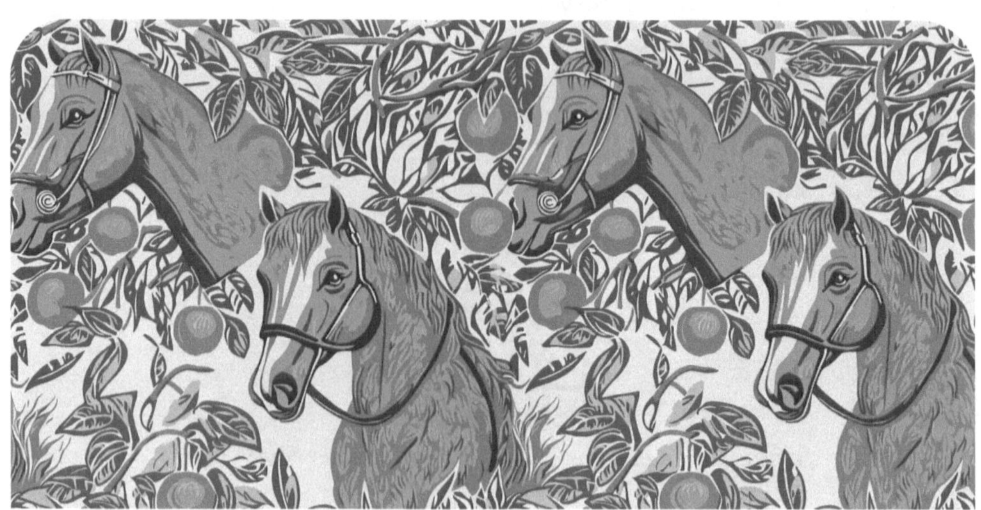

1. 1. Aparato Locomotor

l aparato locomotor del caballo es un sistema altamente complejo de huesos, músculos, tendones y ligamentos, que se ha adaptado perfectamente a las exigencias de ser un animal de fuga a lo largo de millones de años. ¿Cómo logran estos animales de aproximadamente 500 kg moverse de manera tan poderosa y elegante? ¿Qué mecanismos les permiten pastar durante horas y, en el siguiente momento, huir a gran velocidad? Las respuestas se encuentran en la construcción especial del aparato locomotor equino: desde el ingenioso mecanismo del casco hasta la columna vertebral elástica, pasando por los poderosos músculos y tendones. Comprender estas interrelaciones anatómicas y fisiológicas es fundamental para cualquiera que trabaje con caballos, ya sea como propietario, entrenador o terapeuta. Solo quien conoce el funcionamiento del aparato locomotor puede detectar problemas a tiempo y prevenirlos mediante medidas adecuadas. Los siguientes capítulos examinan en detalle los componentes individuales del aparato locomotor y muestran cuán estrechamente interrelacionados están para la salud del caballo.

„Las enfermedades musculoesqueléticas son el diagnóstico más común en la medicina equina, donde los procesos de curación a menudo no conducen a una regeneración completa, sino que se forma tejido cicatricial de menor calidad."

1. 1. 1. Estructura esquelética y estructura ósea

l esqueleto del caballo es un ejemplo fascinante de la perfecta adaptación a la velocidad y la fuerza. La estructura ósea es especialmente rica en <u>colágeno</u>, una proteína que proporciona al hueso tanto estabilidad como cierta elasticidad [s1]. Esta composición especial permite a los caballos absorber enormes cargas durante el movimiento. Por lo tanto, los propietarios deben prestar especial atención a un suministro equilibrado de calcio durante la fase de crecimiento de los caballos jóvenes, ya que esto es fundamental para un desarrollo óseo saludable. La estructura de colágeno en el hueso del caballo cambia notablemente a lo largo de la vida. En los caballos jóvenes, se observa una disposición muy densa y altamente organizada de las fibrillas de colágeno, que se vuelve más suelta y menos estructurada con la edad [s1]. Esto explica por qué los caballos mayores son a menudo más propensos a problemas óseos y deben ser entrenados de manera más cuidadosa. Un componente especialmente importante del aparato locomotor es el cartílago articular (CA), que recubre los extremos de las articulaciones [s2]. Este cartílago especial se compone de tres zonas, cada una con funciones diferentes. La zona superficial permite movimientos de baja fricción gracias a las fibrillas de colágeno dispuestas paralelamente. Debajo se encuentra la zona media con fibras orientadas al azar, mientras que en la zona profunda las fibrillas corren perpendiculares a la superficie articular. Esta arquitectura ingeniosa, también conocida como <u>arquitectura de Benninghoff</u>, se desarrolla durante la fase de madurez del caballo [s2]. El <u>suspensorio</u>, un tendón que ha evolucionado a partir del músculo interóseo medio, juega un papel central en la estabilización de la articulación del fetlock [s3]. Previene una hiperextensión excesiva y es esencial para la salud de las extremidades. Curiosamente, la proporción muscular en el suspensorio difiere entre las patas delanteras y traseras, siendo las patas delanteras de disposición muscular en forma de C y las traseras de disposición lineal [s3]. Para los entrenadores, es importante saber que los Standardbreds tienen una mayor proporción muscular en el suspensorio que los pura sangre, lo que debe tenerse en cuenta al diseñar el entrenamiento. Las propiedades biomecánicas del cartílago articular están estrechamente relacionadas con su composición [s2]. Durante el movimiento, el cartílago distribuye y reduce las cargas que se producen. Para cumplir esta función de manera óptima, además de colágeno, contiene <u>proteoglicanos</u> y condrocitos. Por lo tanto, los jinetes deben prestar especial atención a un diseño de entrenamiento progresivo, ya que la estructura del cartílago se desarrolla completamente solo durante la maduración. Para la práctica, esto significa que, especialmente en la formación de caballos jóvenes, se debe prestar atención a un aumento gradual de la carga para dar tiempo al tejido esquelético y cartilaginoso para adaptarse. El movimiento regular, pero moderado, es más importante que las sesiones de entrenamiento intensivas. En caballos mayores, la disminución de la estabilidad de la estructura de colágeno debe ser considerada mediante un entrenamiento adaptado y, si es necesario, medidas de apoyo como suplementos articulares. El mantenimiento de la salud del aparato locomotor también requiere una dieta equilibrada con suficientes minerales y oligoelementos. Especialmente en fases de crecimiento y en caballos mayores, un suministro adecuado de sustancias que favorecen la formación ósea es esencial para mantener la salud esquelética.

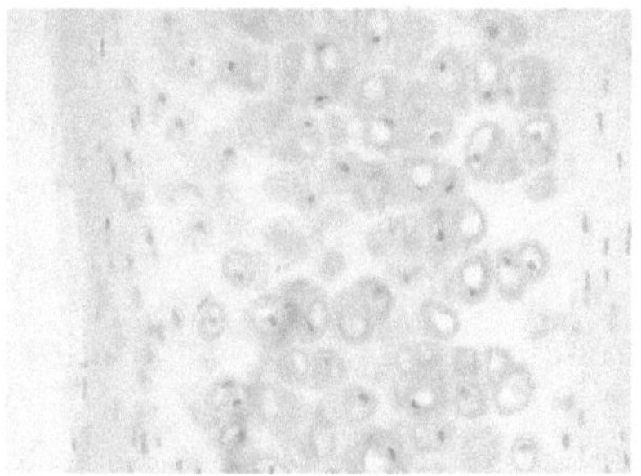

Chondrozyten [i1]

Arquitectura de Benninghoff

Un principio de construcción tridimensional del cartílago articular que garantiza una distribución óptima de la presión y estabilidad gracias a su disposición especial de fibras.

Colágeno

Una proteína fibrosa que se encuentra como la principal proteína estructural en el cuerpo y representa aproximadamente el 30% de la proteína total. Es responsable de la resistencia a la tracción de los tejidos.

Condrocito

Células especializadas que viven en pequeñas cavidades en el tejido cartilaginoso y son responsables de la producción y mantenimiento de la sustancia cartilaginosa.

Proteoglicano

Moléculas complejas formadas por proteínas y cadenas de azúcares que pueden retener agua como una esponja, proporcionando así elasticidad y resistencia a la compresión al tejido.

Suspensorio

También conocido como el portador del fetlock, está compuesto de tejido elástico y es responsable de la amortiguación de la pierna del caballo en cada paso.

1. 1. 2. Musculatura y tendones

a musculatura y el tejido tendinoso del caballo forman un sistema complejo que es fundamental para el movimiento, la fuerza y el rendimiento. En particular, los <u>músculos paraspinales</u> a lo largo de la columna vertebral juegan un papel central en la salud de la espalda y pueden verse sobrecargados por lesiones en las extremidades o en la columna vertebral [s4]. Esto demuestra la estrecha conexión entre diferentes regiones del cuerpo en el aparato locomotor del caballo. Las enfermedades musculoesqueléticas representan el diagnóstico más común en la medicina equina [s5]. Es especialmente problemático que los procesos de curación a menudo no conducen a una regeneración completa, sino que se forma tejido cicatricial de baja calidad. Esto explica la alta tasa de lesiones recurrentes y subraya la importancia de las medidas preventivas. Por lo tanto, los propietarios de caballos deben prestar especial atención a los primeros signos de limitaciones en el movimiento o cambios de comportamiento que puedan indicar problemas musculares. El desarrollo y el mantenimiento de la salud del <u>sistema musculoesquelético</u> están influenciados en gran medida por el factor de transcripción <u>Sox9</u> [s6]. Este factor regula el desarrollo de músculos, tendones y huesos. Una falta de expresión de Sox9 puede llevar a un subdesarrollo de estos tejidos. Para la práctica, esto significa que, especialmente en la cría y el entrenamiento de caballos jóvenes, se debe prestar atención a un desarrollo equilibrado de todas las estructuras. Un enfoque sistemático de entrenamiento con fases de regeneración adecuadas es esencial. En el diagnóstico y tratamiento de trastornos musculoesqueléticos, la quiropráctica se ha establecido como un método complementario efectivo [s7]. Puede ayudar a restaurar el movimiento normal de las articulaciones y relajar la musculatura tensa. Los propietarios deben prestar atención a las calificaciones adecuadas al elegir un quiropráctico y siempre realizar el tratamiento en consulta con el veterinario tratante. Las disfunciones vertebrales a menudo se manifiestan a través de dolores locales y tensiones musculares [s4]. Un signo típico es la movilidad restringida de ciertas partes del cuerpo. Los jinetes a menudo pueden notar esto a través de un movimiento asimétrico o resistencia en ciertos ejercicios. En tales casos, se recomienda un examen exhaustivo por parte de un profesional para evitar daños crónicos.

La alta tasa de lesiones musculoesqueléticas no solo afecta a los caballos de deporte, sino también a los caballos de ocio [s5]. Para prevenir esto, se debe prestar atención a una carga equilibrada. Esto significa concretamente:
- Entrenamiento regular, pero moderado
- Fases adecuadas de calentamiento y enfriamiento
- Variación de las sesiones de entrenamiento
- Control regular del equipo para un ajuste correcto
- Condiciones del suelo adecuadas durante el entrenamiento

Los mecanismos de regeneración de tejidos, que aún no se comprenden completamente [s5], destacan la importancia de la prevención. Una gestión de entrenamiento bien pensada, que tenga en cuenta las necesidades individuales y el nivel de formación del caballo, es la clave del éxito. También se deben planificar exámenes de control regulares por parte de profesionales calificados para poder identificar y tratar problemas potenciales a tiempo.

Glosario

paraspinal
Se refiere a los músculos que discurren a ambos lados de la columna vertebral, que son importantes para la estabilización y el movimiento de la columna

musculoesquelético
Se refiere a la interacción de músculos, huesos, tendones, ligamentos y articulaciones como una unidad funcional

Sox9
Una proteína que actúa como interruptor genético y que regula especialmente la formación de tejido cartilaginoso y óseo durante el desarrollo embrionario

1. 1. 3. Mecanismo del casco

l mecanismo del casco del caballo es un ejemplo fascinante de la perfecta adaptación a altas cargas. Como un sistema biomecánico complejo, el casco está compuesto por diversas estructuras que, en conjunto, pueden absorber grandes fuerzas y utilizar la energía para el movimiento hacia adelante [s8]. La pared externa del casco, que no contiene vasos sanguíneos ni nervios, soporta el peso del caballo y protege las estructuras internas [s9]. Está cubierta por una capa de protección especial que evita la evaporación excesiva de la humedad. Si falta esta capa, pueden surgir sequedad y grietas, un problema común en caballos domesticados. Por lo tanto, los propietarios de caballos deben revisar regularmente el equilibrio de humedad de los cascos y utilizar productos de cuidado adecuados cuando sea necesario. Un elemento central del mecanismo del casco es la expansión y contracción del casco durante el movimiento [s10]. Con cada impacto, el casco se expande lateralmente, lo que es

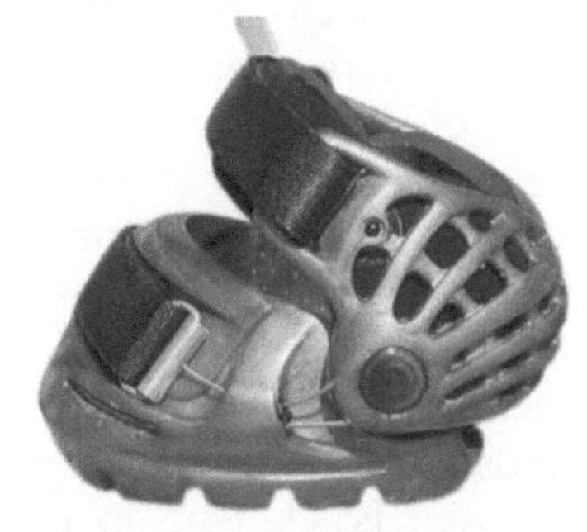

Botas para cascos [i2]

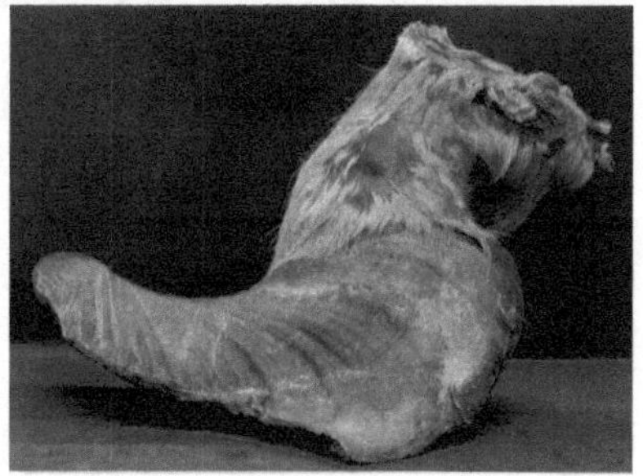

Crecimiento del casco [i3]

posible gracias al cojín digital y los cartílagos laterales. Esta flexibilidad es esencial para la amortiguación. En la práctica, esto significa que los herrajes demasiado ajustados o rígidos pueden restringir este movimiento natural. Los herradores deben tener esto en cuenta al elegir y colocar los herrajes. El frog desempeña un papel especial en el mecanismo del casco [s8]. No solo absorbe impactos, sino que también apoya la circulación sanguínea del casco. A través de la presión sobre el frog, los vasos sanguíneos se comprimen, actuando como una bomba natural y estimulando la circulación sanguínea en la pierna [s11]. Por lo tanto, un frog sano y bien desarrollado es importante para la salud general del casco. Los propietarios de caballos deben asegurarse de que, durante el cuidado del casco, el frog no se recorte en exceso ni se dañe por una cama húmeda de forma continua. Investigaciones científicas han demostrado que el casco sin herraduras amortigua mejor las vibraciones que el casco con herraduras [s12]. La herradura reduce la amortiguación natural y aumenta la transmisión de las vibraciones a la primera <u>falange</u>. Esto subraya la importancia de una cuidadosa consideración sobre si y cómo debe ser herrado un caballo. Métodos alternativos como las botas para cascos pueden ser una opción sensata en algunos casos. El crecimiento del casco es normalmente de aproximadamente 0,6 a 1 cm por mes [s13]. Curiosamente, los experimentos con plataformas de vibración de cuerpo completo han demostrado que estas no pueden acelerar significativamente el crecimiento del casco [s11]. Para la práctica, esto significa que el cuidado regular del casco cada 6-8 semanas es óptimo para la mayoría de los caballos. La suela del casco forma una importante barrera de protección entre el suelo y las estructuras internas [s14]. El borde coronario, responsable del crecimiento de la pared del casco, está altamente vascularizado y debe protegerse de lesiones. La pared interna del casco con sus <u>lamelas</u> asegura la conexión estable entre la pared del casco y el hueso del casco; una separación de esta conexión puede llevar a problemas graves [s13].

Para los propietarios de caballos, es importante entender que el mecanismo del casco solo puede funcionar de manera óptima si todos los componentes están sanos y pueden trabajar de forma natural. Esto significa en la práctica:
- Cuidado profesional regular del casco
- Movimiento adecuado en diferentes superficies
- Lecho limpio y seco
- Alimentación equilibrada para un crecimiento saludable del cuerno
- Control regular de signos de problemas como grietas o podredumbre

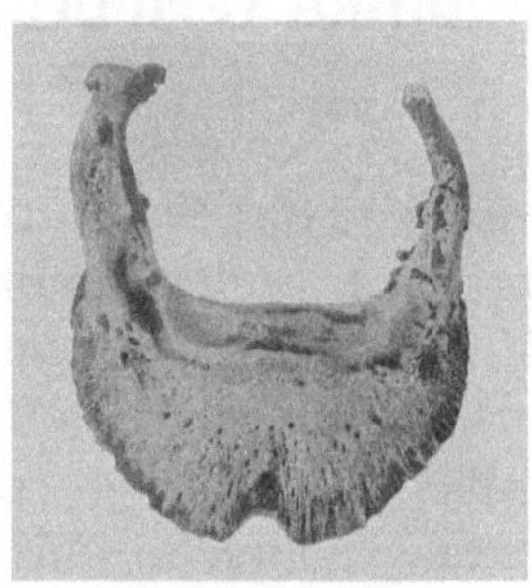

Hufpflege [i4]

Glosario

Falange

Un hueso de la extremidad en el caballo, que forma parte de los huesos de los dedos. El caballo tiene tres falanges por pierna, que junto con otros huesos forman el aparato de los dedos.

Lamela

Estructuras de tejido en forma de hoja en el casco, dispuestas como dedos entrelazados y que aseguran la suspensión estable del hueso del casco en la cápsula córnea.

1. 1. 4. Función de la columna vertebral

a columna vertebral del caballo es una obra maestra de la evolución y cumple varias funciones vitales simultáneamente. Con sus cinco secciones características - 7 vértebras cervicales, 18 vértebras torácicas, 6 vértebras lumbares, 5 vértebras sacras y un número variable de vértebras caudales - forma el órgano central del aparato locomotor [s15]. Su importancia va mucho más allá de la mera función de soporte. Una de las tareas más importantes de la columna vertebral es la protección de la médula espinal, desde donde se coordina el suministro nervioso de todo el cuerpo [s15]. Las diferentes formas y orientaciones de las vértebras permiten una interacción compleja de varios tipos de movimiento. Para los jinetes, es importante entender que la movilidad a lo largo de la columna vertebral no está distribuida de manera uniforme: la región cervical presenta la mayor flexibilidad, mientras que la región lumbar es significativamente menos móvil [s16]. Los profundos <u>músculos juxta-vertebrales</u> juegan un papel crucial en la estabilidad de la columna vertebral. Estos músculos altamente inervados rodean varias vértebras consecutivas y permiten un ajuste continuo de la posición de la columna [s16]. En la práctica, esto significa que un desarrollo adecuado de la musculatura dorsal es esencial para la salud de la columna vertebral. Por lo tanto, los jinetes deben prestar especial atención a una gimnasia equilibrada de estos grupos musculares. Particularmente interesante es el sofisticado sistema de ligamentos de la columna vertebral. Permite al caballo bajar la cabeza sin tener que utilizar constantemente la fuerza muscular [s16]. Esto explica por qué los caballos pueden pastar de manera relajada con la cabeza baja durante períodos prolongados. Al mismo tiempo, este sistema de ligamentos proporciona una conexión biomecánica entre la parte delantera y trasera. Investigaciones científicas han demostrado que los movimientos de la columna vertebral entre líneas rectas y curvas difieren significativamente. Al trabajar en un círculo, la flexión lateral de la columna vertebral aumenta en aproximadamente 3,6-3,75° [s17]. Este hallazgo es especialmente relevante para el entrenamiento: los jinetes deben asegurarse de entrenar ambas manos de manera equilibrada para evitar cargas unilaterales.

La columna lumbar merece una atención especial, ya que debe garantizar tanto estabilidad como flexibilidad. Las cinco vértebras móviles permiten movimientos en diferentes planos, mientras que los discos intervertebrales entre las vértebras actúan como amortiguadores naturales [s18]. Para la práctica de entrenamiento, esto significa que los ejercicios para movilizar y estabilizar esta región son especialmente importantes. Los

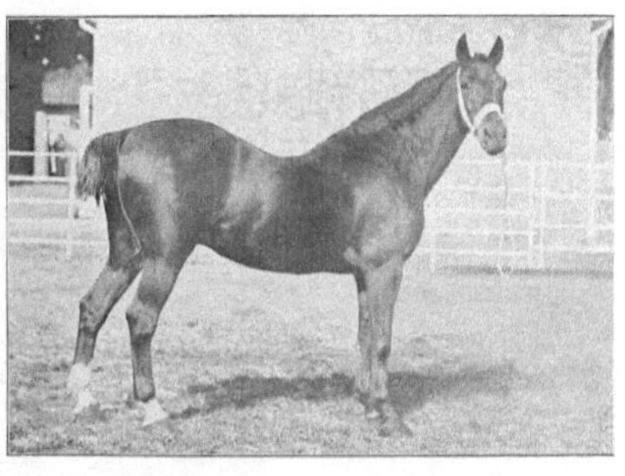

columna lumbar [i5]

movimientos dorsoventrales de las articulaciones intervertebrales toracolumbares siguen un patrón de movimiento específico que puede describirse como rotación alrededor del centro del cuerpo vertebral caudal [s19]. Este conocimiento biomecánico ayuda a comprender los problemas de espalda y su prevención específica.

Para los propietarios de caballos y entrenadores, esto tiene importantes consecuencias prácticas:
- Control regular de la musculatura dorsal para detectar tensiones
- Construcción sistemática de la capacidad de carga a través de un entrenamiento adaptado
- Trabajo equilibrado en ambas manos
- Integración de ejercicios de estiramiento en el entrenamiento diario
- Consideración de las limitaciones individuales de movilidad
- Control regular por parte de profesionales cualificados

La salud de la columna vertebral requiere una comprensión profunda de su función y un diseño de entrenamiento adecuadamente adaptado. Solo cuando todas las estructuras involucradas - huesos, músculos, ligamentos y nervios - trabajan juntas de manera óptima, el caballo puede desarrollar su plena capacidad de rendimiento y mantenerse saludable a largo plazo.

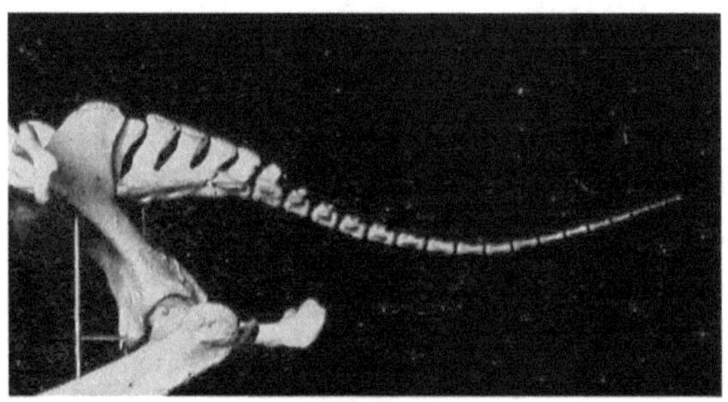

kaudalen Wirbelkörpers [i6]

Glosario

thorakolumbal
Se refiere a la zona de transición entre la columna torácica y la
lumbar. Esta área es especialmente relevante para la transmisión de
fuerza entre la parte delantera y trasera.

kaudal
Designación anatómica que significa 'hacia el lado de la cola'. En la
columna vertebral, se refiere a la dirección hacia atrás, hacia la cola
del caballo.

dorsoventral
Describe la dirección desde la espalda (dorsal) hacia el abdomen
(ventral) o viceversa. Este eje de movimiento es especialmente
importante para el movimiento ascendente y descendente de la
espalda del caballo.

juxta-vertebral
Se refiere a estructuras que se encuentran directamente al lado de la
columna vertebral. Esta designación anatómica proviene del latín,
donde 'juxta' significa 'junto a' o 'cerca de'.

- El colágeno en el hueso del caballo muestra una disposición altamente organizada de las fibrillas en animales jóvenes, que se vuelve más laxa con la edad.

- El cartílago articular está estructurado en tres zonas funcionales, dispuestas según la arquitectura de Benninghoff.

- El suspensorio presenta un mayor porcentaje de músculo en los Standardbreds que en los pura sangre.

- Los músculos paravertebrales pueden sobrecargarse debido a lesiones en las extremidades o en la columna vertebral.

- El factor de transcripción Sox9 regula de manera fundamental el desarrollo de músculos, tendones y huesos.

- La pared del casco sin herradura amortigua mejor las vibraciones que la herrada.

- El frog actúa como una bomba natural para la circulación sanguínea en la pierna.

- Las plataformas de vibración de cuerpo completo no tienen un impacto significativo en el crecimiento del casco.

- Los músculos juxta-vertebrales permiten un ajuste continuo de la posición de la columna vertebral.

- Al trabajar en un círculo, la flexión lateral de la columna vertebral aumenta en 3.6-3.75°.

- Los movimientos dorsoventrales de las articulaciones intervertebrales toracolumbares rotan alrededor del centro del cuerpo vertebral caudal.

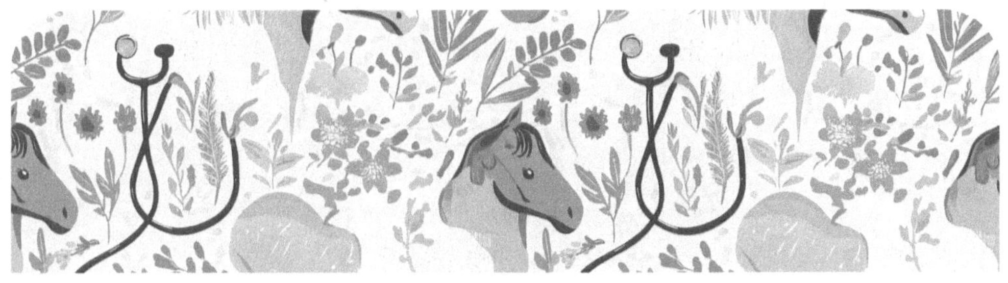

1. 2. Sistemas Orgánicos

os complejos sistemas orgánicos del caballo forman la base de su notable capacidad de rendimiento y salud. Pero, ¿cómo trabajan juntos estos diferentes sistemas? ¿Qué adaptaciones específicas se han desarrollado a lo largo de la evolución? ¿Y qué importancia tienen estas particularidades para el cuidado diario y el entrenamiento? Desde la única respiración como respirador nasal obligatorio, pasando por el tracto digestivo altamente especializado, hasta el potente sistema cardiovascular, cada sistema orgánico cumple funciones específicas y está en constante interacción con los demás sistemas. El sistema nervioso coordina estos complejos procesos, mientras que el sistema hormonal se encarga de la sutil regulación de las diversas funciones corporales. La comprensión de estos sistemas orgánicos y sus interrelaciones no solo es relevante para los veterinarios, sino que también constituye la base para un manejo adecuado y una efectiva prevención de la salud. Las siguientes secciones examinan en detalle los distintos sistemas orgánicos y muestran cómo se puede utilizar este conocimiento en la práctica.

„Como respiradores nasales obligatorios, los caballos solo pueden respirar por la nariz, ya que el camino entre la boca y los pulmones está anatómicamente bloqueado.“

1. 2. 1. Órganos respiratorios

l sistema respiratorio del caballo es un sistema orgánico altamente complejo y eficiente, responsable de suministrar oxígeno vital al cuerpo y de eliminar dióxido de carbono [s20]. Como respiradores nasales obligados, los caballos solo pueden respirar a través de la nariz, ya que el camino entre la boca y los pulmones está anatómicamente bloqueado, lo que constituye una importante función de protección que evita que los alimentos lleguen a los pulmones [s21]. El tracto respiratorio se divide en una sección superior y una inferior [s22]. El tracto respiratorio superior comienza con las fosas nasales, que, gracias a su estructura cartilaginosa móvil, permiten una óptima captación de aire, especialmente durante el esfuerzo intenso [s20]. Por lo tanto, los propietarios de caballos deben prestar atención a la movilidad sin restricciones de las fosas nasales al examinar a sus animales. El aire inhalado pasa luego por las cavidades nasales con sus cornetes nasales, los senos paranasales, la nasofaringe y la laringe [s23]. En la cavidad nasal, el aire respirado se calienta, humedece y filtra a través de la mucosa altamente vascularizada [s24]. Este tratamiento del aire respirado es esencial para mantener la salud de las delicadas estructuras pulmonares. Los propietarios de establos deben asegurarse de que el entorno esté libre de polvo y bien ventilado para no sobrecargar los mecanismos de limpieza naturales. El tracto respiratorio inferior está compuesto por la tráquea (tráquea) y los pulmones [s23]. La tráquea es un tubo flexible formado por anillos de cartílago que se ramifica hacia los bronquios [s20]. Esta estructura puede colapsar durante la inhalación forzada, por lo que es esencial realizar un examen veterinario en caso de problemas respiratorios.

La función principal del pulmón es el intercambio de gases en los alvéolos, donde se absorbe oxígeno en la sangre y se libera dióxido de carbono [s20]. Esta función es especialmente crucial para el rendimiento deportivo. Por lo tanto, los entrenadores deben considerar siempre posibles problemas respiratorios ante una disminución del rendimiento de sus caballos. Las enfermedades respiratorias pueden manifestarse a través de diversos

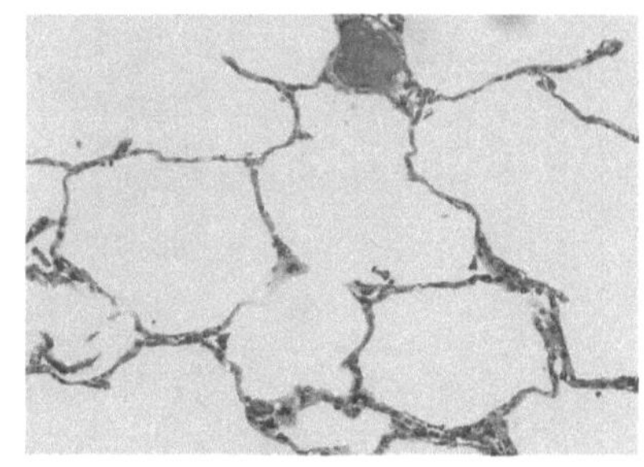

alvéolos [i7]

síntomas: ruidos respiratorios, debilidad en el rendimiento, secreción nasal, mal aliento, hinchazón en la cara o el cuello, falta de apetito, fiebre y aumento de la frecuencia respiratoria son señales de advertencia importantes [s22]. Ante tales signos, se debe consultar de inmediato a un veterinario, quien puede emplear diversos procedimientos diagnósticos como radiografía digital, ecografía o endoscopia [s22]. Las enfermedades pueden ser de naturaleza infecciosa (viral o bacteriana) o no infecciosa [s23]. Por lo tanto, las medidas preventivas como vacunaciones regulares, higiene óptima del establo y ventilación adecuada son de gran importancia. Los propietarios también deben prestar atención a un lecho libre de polvo y heno de alta calidad y bajo en polvo. La musculatura respiratoria, compuesta por el diafragma y los músculos intercostales, es controlada por el sistema nervioso autónomo [s20]. Una frecuencia respiratoria saludable en reposo para caballos adultos es de 8-16 respiraciones por minuto. Los propietarios de caballos deben controlar esto regularmente, ya que las desviaciones pueden ser indicios tempranos de problemas de salud.

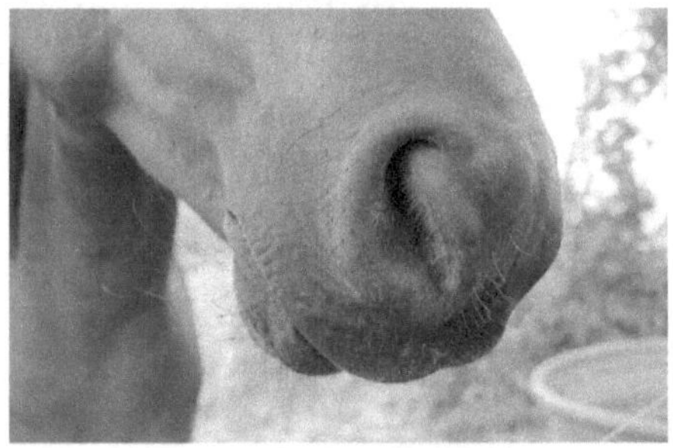

Ollares [i8]

Glosario

Alvéolo

Pequeñas sacos de aire microscópicos en forma de uva con una superficie total de aproximadamente 2500 metros cuadrados en el caballo adulto

Nasofaringe

Un importante espacio de conexión entre la nariz y la garganta, que mide aproximadamente 15 cm en el caballo y tiene un revestimiento mucoso especial

Tráquea

Un conducto respiratorio de aproximadamente 70-80 cm de longitud en el caballo adulto, compuesto por 50-60 anillos de cartílago en forma de herradura

1. 2. 2. Tracto digestivo

l tracto digestivo del caballo es un sistema altamente especializado, adaptado de manera óptima para la digestión de alimentos vegetales. Como herbívoros y fermentadores del ciego, los caballos presentan características anatómicas y fisiológicas que permiten una utilización eficiente de los alimentos ricos en fibra [s25]. La digestión comienza en la boca, donde labios móviles y fuertes y dientes especializados recogen y trituran el alimento [s25]. Por lo tanto, los propietarios de caballos deben realizar controles dentales regulares, ya que los problemas dentales pueden afectar significativamente la ingesta de alimento. El alimento triturado se transporta a través del esófago hacia el estómago relativamente pequeño, que solo tiene una capacidad de 8-16 litros [s26]. Esta baja capacidad requiere una estrategia de alimentación adaptada: en lugar de pocas comidas grandes, se deben ofrecer varias porciones pequeñas a lo largo del día para prevenir trastornos digestivos [s27]. En el estómago, comienza la digestión enzimática, apoyada por estructuras especiales como glándulas submucosas a lo largo de la curvatura mayor [s28]. El intestino delgado, compuesto por duodeno, yeyuno y íleon, es el principal lugar de absorción de nutrientes [s27]. El duodeno está fijado en el lado derecho del cuerpo por un corto mesenterio, lo que lo protege de desplazamientos: una adaptación anatómica importante [s26]. Particularmente notable es la importancia del ciego para la digestión. El ciego, con una capacidad de aproximadamente 30 litros, actúa como un gran tanque de fermentación [s26]. Aquí se lleva a cabo la digestión microbiana, donde una comunidad compleja de bacterias y hongos descompone las fibras vegetales [s29]. Estos microorganismos producen vitaminas B importantes y ácidos grasos volátiles que cubren el 60-70% de las necesidades energéticas diarias del caballo [s29]. Para apoyar esta función importante, los propietarios de caballos deben asegurarse de proporcionar suficiente forraje y realizar cambios en la alimentación de manera gradual.

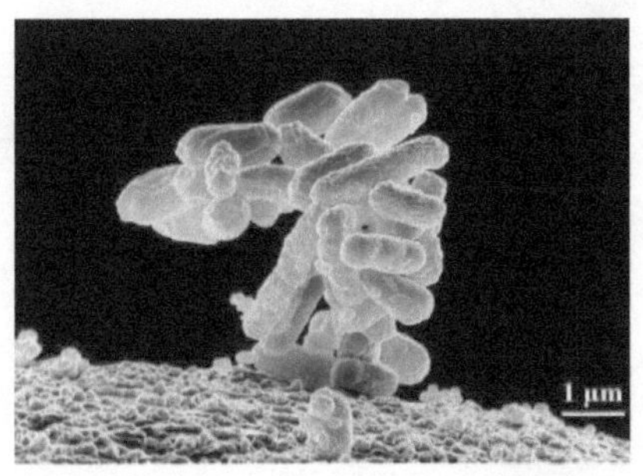

Microorganismos [i9]

El intestino grueso, con sus diferentes secciones - intestino grueso ventral derecho e izquierdo, así como el intestino grueso dorsal - es un sistema complejo en el que el bolo alimenticio se fermenta durante 36-48 horas [s29]. La diversidad de hongos es particularmente pronunciada en el intestino posterior, donde los hongos anaerobios juegan un papel clave en la descomposición de la celulosa [s30]. Estos microorganismos poseen enzimas especiales (endoglucanasas, exoglucanasas

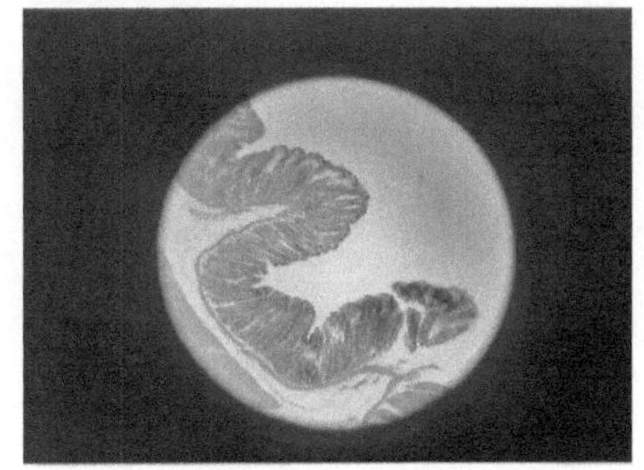

intestino posterior [i10]

y β-glucosidasas) que trabajan de manera sinérgica para descomponer las paredes celulares vegetales [s29]. Debido a esta compleja anatomía, pueden surgir diversos trastornos digestivos. Especialmente vulnerable es la transición entre el intestino grueso ventral izquierdo y el arco pélvico, donde a menudo pueden formarse obstrucciones [s26]. Por lo tanto, los propietarios de caballos deben estar atentos a signos como la reducción de la ingesta de alimento, cambios en la defecación o síntomas de cólico y, en caso de duda, buscar ayuda veterinaria. La alimentación tiene un impacto significativo en la composición de la microbiota intestinal y, por ende, en la eficiencia digestiva [s29]. Una dieta rica en fibra promueve la capacidad fibrolytics del intestino. Dado que el pequeño estómago del caballo limita la ingesta de alimento, puede ser necesario proporcionar alimento concentrado adicional en caso de alta demanda energética [s27]. Sin embargo, esto siempre debe hacerse en pequeñas porciones y teniendo en cuenta tiempos de masticación adecuados.

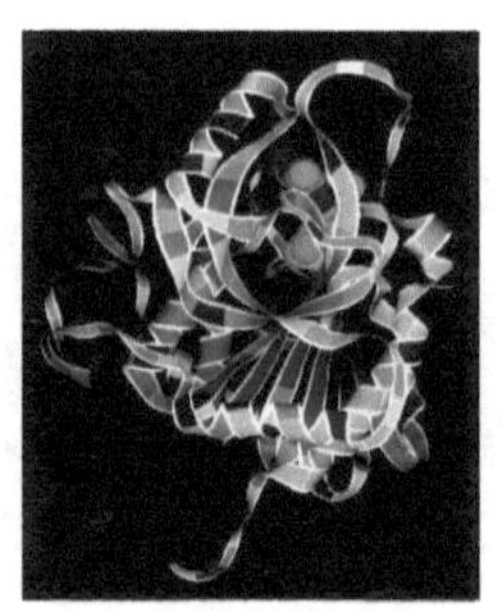

Enzyme [i11]

Glosario

Duodeno
La primera sección del intestino delgado, también llamada duodeno,
que recibe importantes enzimas digestivas del páncreas y bilis del
hígado

glándulas submucosas
Glándulas especiales bajo la mucosa gástrica que producen moco
protector y bicarbonato para proteger la pared del estómago del
ácido gástrico

Íleon
La última sección del intestino delgado, también llamada íleon, que
es especialmente importante para la absorción de vitamina B12 y
ácidos biliares

Mesenterio
Una estructura de tejido conectivo que sostiene los órganos en la
cavidad abdominal y los suministra con vasos sanguíneos y nervios

Yeyuno
La sección media del intestino delgado, también llamada yeyuno,
que se caracteriza por tener muchas vellosidades intestinales para la
absorción de nutrientes

1. 2. 3. Sistema cardiovascular

l sistema cardiovascular del caballo es un ejemplo impresionante de adaptación evolutiva a altas prestaciones atléticas. Con un corazón que es aproximadamente 13 veces más grande que el de un adulto humano [s31], el caballo posee una capacidad cardiovascular excepcional. Esta particularidad anatómica permite a los caballos adaptarse rápidamente de fases de reposo a situaciones de alta carga. Durante el entrenamiento, la asombrosa capacidad de adaptación del sistema cardiovascular equino se manifiesta de manera especialmente clara. La absorción de oxígeno puede aumentar hasta 35 veces durante el ejercicio submáximo [s32]. La frecuencia cardíaca aumenta proporcionalmente a la carga de trabajo, sin que haya una disminución del volumen sistólico, lo cual es un logro notable, considerando que la frecuencia cardíaca durante el ejercicio intenso puede alcanzar de seis a siete veces el valor en reposo [s32]. Varios mecanismos fisiológicos respaldan esta capacidad de rendimiento: la contracción del bazo libera glóbulos rojos adicionales, se incrementa el retorno venoso y aumenta la capacidad de contracción del músculo cardíaco [s32]. Un entrenador experimentado aprovechará estos mecanismos de adaptación natural mediante un entrenamiento sistemático de acondicionamiento. El aumento de la carga debe ser gradual para dar tiempo al sistema cardiovascular para adaptarse. Curiosamente, el sistema cardiovascular equino es relativamente poco afectado por enfermedades en comparación con otros sistemas orgánicos [s33]. Sin embargo, pueden presentarse soplos cardíacos y arritmias en caballos de monta [s34]. Para los propietarios y entrenadores de caballos, es importante saber que no todos los soplos cardíacos son patológicos; sin embargo, la distinción entre ruidos fisiológicos y patológicos requiere una especialización veterinaria. La cardiología equina moderna cuenta con un amplio espectro de posibilidades diagnósticas. Los cardiólogos veterinarios utilizan diversos métodos de examen, incluyendo <u>ecocardiografía</u>, <u>electrocardiografía</u>, medición de presión arterial y <u>monitoreo Holter</u> [s35]. En caso de caídas en el rendimiento o cambios de comportamiento notables, los propietarios no deben dudar en realizar una evaluación cardiológica. El entrenamiento regular conduce a adaptaciones positivas del sistema cardiovascular. Después de un programa de entrenamiento sistemático, los caballos pueden realizar mayores esfuerzos de trabajo a la misma frecuencia cardíaca submáxima [s32]. Esto se logra, entre otras cosas, mediante una mejor capilarización de la musculatura y una difusión de oxígeno más eficiente. Por lo tanto, los entrenadores deben valorar un entrenamiento de acondicionamiento equilibrado y utilizar la frecuencia cardíaca como un parámetro importante para el control de la carga. La supervisión de la salud cardíaca debe ser parte de la gestión de salud rutinaria. La detección temprana y el tratamiento adecuado de enfermedades cardíacas pueden mejorar significativamente la calidad y la expectativa de vida del caballo [s35]. Los propietarios deben integrar chequeos cardiológicos regulares en su prevención de salud, especialmente en caballos mayores o caballos de deporte en entrenamiento intenso. Se debe prestar especial atención a la prevención. Esto incluye una dieta equilibrada, ejercicio regular pero no excesivo y la evitación de estrés excesivo. Al trabajar con el caballo, se deben respetar fases adecuadas de calentamiento y enfriamiento para adaptar suavemente el sistema cardiovascular a la carga y permitirle volver a la calma posteriormente.

Capilarización

La formación de pequeños vasos sanguíneos en el tejido, que permite el intercambio de oxígeno y nutrientes entre la sangre y las células

Ecocardiografía

Un procedimiento de ultrasonido de imagen para examinar el corazón, que permite la visualización de estructuras cardíacas, función de las válvulas y flujo sanguíneo en tiempo real

Electrocardiografía

Un método para registrar la actividad eléctrica del corazón, que puede detectar arritmias y enfermedades del músculo cardíaco

Monitoreo Holter

Un registro portátil de ECG a largo plazo durante 24 horas o más, que captura arritmias cardíacas durante las actividades diarias normales del caballo

1. 2. 4. Sistema nervioso

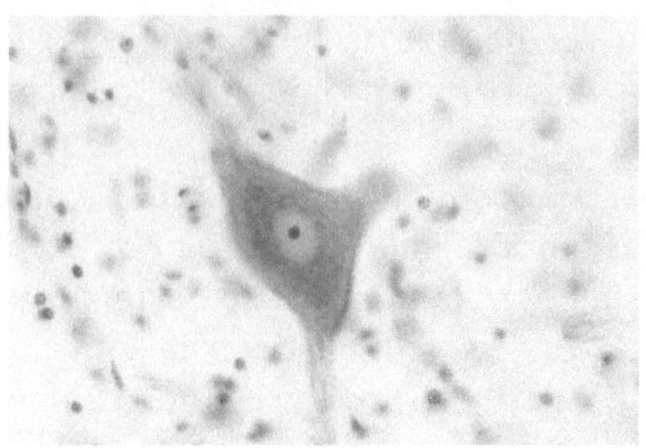

l sistema nervioso del caballo es un sistema de control altamente complejo que coordina y regula todas las funciones corporales. Como uno de los sistemas orgánicos primarios, es especialmente susceptible a enfermedades, junto con el sistema musculoesquelético y el sistema digestivo [s36].

Sistema nervioso [i12]

Un papel central lo desempeña la barrera hematoencefálica, que garantiza el intercambio controlado de sustancias entre la sangre y el cerebro. Esta es formada por células endoteliales especiales Endothelzellen, que previenen el paso incontrolado de sustancias mediante conexiones especialmente densas [s37]. Los propietarios de caballos deben saber que, aunque esta barrera es vital, puede representar un desafío en la administración de medicamentos, ya que no todos los

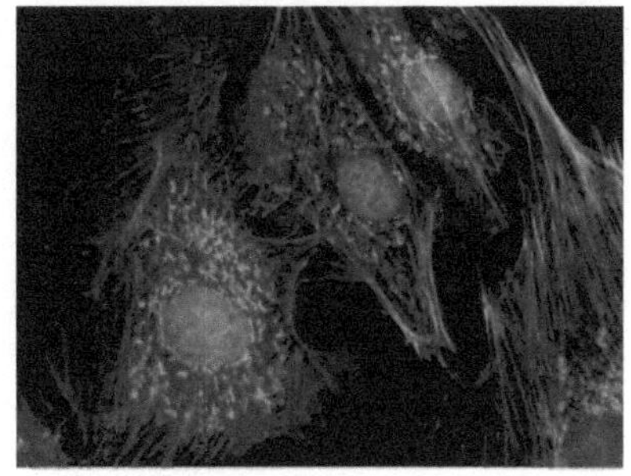

células endoteliales [i13]

principios activos pueden atravesar esta barrera. El sistema nervioso se divide en el sistema nervioso central (cerebro y médula espinal) y el sistema nervioso periférico con sus doce pares de nervios craneales [s38]. Esta estructura compleja permite el control preciso de todas las funciones corporales, desde la coordinación del movimiento hasta la percepción del dolor. En el trabajo diario con caballos, es importante estar atento a los signos de trastornos neurológicos: dificultades de coordinación, reacciones alteradas a estímulos ambientales o cambios de comportamiento inusuales pueden ser las primeras señales de advertencia. Particularmente interesante es el papel del sistema nervioso en el procesamiento del dolor. A través de la estimulación específica de nervios e impulsos nerviosos, se puede lograr un alivio del dolor [s39]. Esto se aprovecha, por ejemplo, en la fisioterapia, donde se aplican fuerzas controladas para lograr reacciones terapéuticas mediante cambios en la estructura articular y la función muscular. Los Astrozyten y Perizyten desempeñan un papel importante en el mantenimiento de la unidad neurovascular [s37]. Apoyan a la barrera hematoencefálica en la regulación de la ionenhomöostase y el suministro de nutrientes al cerebro. Para los propietarios de caballos, es importante entender que las alteraciones de este delicado equilibrio pueden llevar a síntomas neurológicos. Al evaluar la salud del caballo, siempre se debe considerar también el componente neurológico. Revisiones regulares por parte del veterinario pueden ayudar a detectar problemas neurológicos a tiempo. Se debe prestar especial atención a la coordinación, el equilibrio y la capacidad de reacción del caballo. La estrecha relación entre la estructura de la columna vertebral y la función neurológica [s39] subraya cuán importante es una buena salud de la espalda para todo el sistema nervioso. Por lo tanto, los propietarios de caballos deben prestar atención a un ajuste correcto de la silla y a un entrenamiento equilibrado para evitar sobrecargas en la columna vertebral. Las medidas preventivas, como el ejercicio regular, una dieta equilibrada y la evitación del estrés excesivo, pueden contribuir a mantener la salud del sistema nervioso. En la formación y el entrenamiento, se debe tener en cuenta un aumento gradual de las exigencias para no sobrecargar el sistema nervioso.

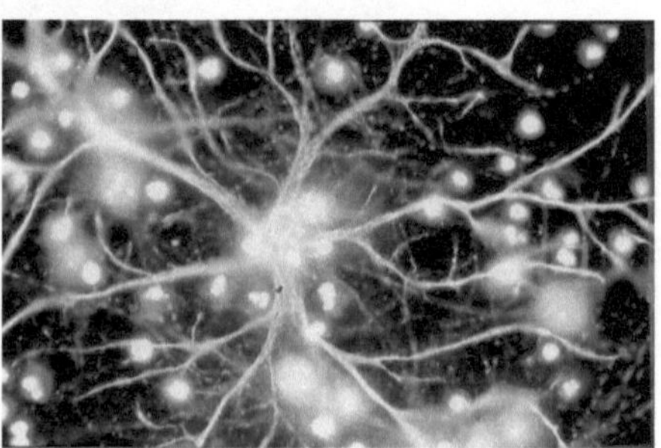

Astrocitos [i14]

Glosario

Astrocito

Células en forma de estrella en el cerebro y la médula espinal que funcionan como células de soporte y participan en el transporte de sustancias y la transmisión de señales

Célula endotelial

Células especiales que recubren la capa más interna de los vasos sanguíneos y permiten el paso selectivo de sustancias

Ionohomestasis

Mantenimiento de un equilibrio adecuado de partículas cargadas eléctricamente (iones) en el cuerpo

Pericito

Células pequeñas que rodean los vasos sanguíneos en el cerebro y regulan su permeabilidad

1. 2. 5. Sistema hormonal

l sistema hormonal del caballo es una fascinante red de glándulas endocrinas que se comunican entre sí a través de señales hormonales en la sangre y regulan funciones vitales del cuerpo [s40]. La hipófisis actúa como el órgano central de control, regulando numerosas funciones metabólicas y reproductivas [s41]. La vía hipotálamo-hipófisis-suprarrenal (HPA) y la vía tiroidea (HPT) tienen una importancia especial. Estos sistemas juegan un papel crucial en las reacciones al estrés y la regulación hormonal [s42]. Para los propietarios de caballos, es importante entender que el estrés crónico puede desestabilizar estos sistemas. Por lo tanto, deben prestar atención a un manejo con bajo estrés y a una rutina diaria regular. Con la edad, pueden aparecer diversas alteraciones endocrinas. Una enfermedad común es la disfunción de la hipófisis, que típicamente afecta a caballos mayores [s40]. Los síntomas son variados y pueden manifestarse en un pelaje alterado, infecciones crónicas, sudoración excesiva, así como un aumento de la sed y la producción de orina. Los propietarios de caballos atentos deben consultar a un veterinario ante estos signos. Otro cuadro clínico significativo es el síndrome metabólico equino, que presenta similitudes con el síndrome metabólico en humanos [s43]. Suele aparecer en caballos de mediana edad y se caracteriza por resistencia a la insulina y aumento de grasa corporal. El riesgo elevado de laminitis es especialmente peligroso. Preventivamente, los propietarios deben prestar atención a una dieta equilibrada y ejercicio regular. El diagnóstico de alteraciones endocrinas se realiza mediante diversas pruebas hormonales, teniendo en cuenta que estas no siempre son cien por ciento precisas [s40]. En caso de sospecha de disfunción hipofisaria, a menudo se mide el nivel de ACTH [s41]. El tratamiento depende de la alteración específica: mientras que la disfunción hipofisaria generalmente se trata con agonistas del receptor de dopamina, en el síndrome metabólico se prioriza la adaptación de la dieta y el ejercicio [s43]. Curiosamente, ciertas razas de caballos muestran una predisposición genética a las alteraciones endocrinas [s43]. Los propietarios de estas razas deben estar especialmente atentos a los primeros signos y, si es necesario, tomar medidas preventivas de manera temprana. El sistema hormonal también juega un papel central en la regulación del metabolismo, el crecimiento y la digestión [s44]. Para un funcionamiento óptimo, es esencial una dieta equilibrada. Los propietarios de caballos deben prestar atención a una alimentación adecuada y evitar la obesidad, ya que esto aumenta el riesgo de alteraciones hormonales. Un aspecto importante de la regulación hormonal son los <u>urocortinas</u> (Ucns), que pertenecen a la familia de las hormonas liberadoras de corticotropina [s42]. Se pueden detectar en diversas glándulas endocrinas y afectan a través de vías de señalización complejas a varios procesos fisiológicos. Estos hallazgos ayudan a comprender las alteraciones hormonales y su tratamiento.

Glosario

ACTH

Hormona adrenocorticotrópica - una hormona producida por la hipófisis que estimula la producción de hormonas del estrés en las glándulas suprarrenales

Agonista del receptor de dopamina

Medicamentos que imitan la acción del neurotransmisor dopamina y pueden regular ciertas secreciones hormonales

Hipófisis

Una glándula hormonal del tamaño de una avellana en la base del cerebro, que también se conoce como glándula pituitaria y actúa como centro de control superior para otras glándulas hormonales

Urocortina

Un grupo de mensajeros que juegan un papel importante en la adaptación al estrés y la regulación de la energía, trabajando en estrecha colaboración con el sistema inmunológico

Resumen - 1. 2. Sistemas Orgánicos

- Los caballos son respiradores obligados por la nariz, ya que el camino entre la boca y los pulmones está anatómicamente bloqueado.
- La cavidad nasal calienta, humedece y filtra el aire respirado a través de una mucosa altamente vascularizada.
- La tráquea puede colapsar durante una inhalación forzada.
- La frecuencia respiratoria en reposo de los caballos adultos es de 8 a 16 respiraciones por minuto.
- El pequeño estómago del caballo tiene una capacidad de solo 8 a 16 litros, lo que requiere varias pequeñas porciones de alimento a lo largo del día.
- El ciego tiene una capacidad de aproximadamente 30 litros y actúa como un tanque de fermentación.
- Los ácidos grasos volátiles de la digestión microbiana cubren el 60-70% de las necesidades energéticas diarias.
- El bolo alimenticio se fermenta en el intestino grueso durante 36-48 horas.
- El corazón del caballo es aproximadamente 13 veces más grande que el de un adulto humano.
- La absorción de oxígeno puede aumentar hasta 35 veces durante un esfuerzo submáximo.
- La contracción del bazo libera glóbulos rojos adicionales durante el ejercicio.
- Los astrocitos y pericitos apoyan la barrera hematoencefálica en la regulación de la homeostasis de iones.
- La hipófisis actúa como el órgano central de control del sistema hormonal.
- Los urocortinas influyen en diversos procesos fisiológicos a través de vías de señalización complejas.
- Ciertas razas de caballos muestran predisposiciones genéticas a trastornos endocrinos.

1. 3. Procesos Metabólicos

¿Cómo funciona el complejo metabolismo de un caballo y qué factores influyen en los diferentes procesos metabólicos? ¿Qué sucede en el cuerpo de un caballo cuando alterna entre fases de reposo y un esfuerzo máximo repentino? Estas preguntas no solo preocupan a los científicos, sino que también son de gran importancia práctica para los propietarios de caballos. El metabolismo de un caballo abarca una fascinante interacción de diversos sistemas: desde el equilibrio energético hasta el metabolismo de minerales, pasando por el suministro de vitaminas y la regulación del agua. Cada una de estas áreas sigue sus propias leyes, pero está estrechamente relacionada con las demás. Las alteraciones en un área pueden tener consecuencias de gran alcance para todo el organismo. La comprensión de estos procesos metabólicos fundamentales permite alimentar a los caballos de manera adecuada y prevenir problemas de salud. Las siguientes secciones iluminan los diferentes aspectos del metabolismo y muestran cómo este conocimiento puede aplicarse en la práctica diaria del cuidado de los caballos.

„La flexibilidad metabólica de los caballos describe su capacidad para alternar entre diferentes fuentes de energía, como la glucosa y los ácidos grasos, una importante adaptación evolutiva que les permite, como animales de presa, cambiar rápidamente entre fases de reposo y de alto rendimiento.“

1. 3. 1. Balance energética

l balance energético de un caballo es un sistema complejo que determina en gran medida la salud y el rendimiento del animal. La flexibilidad metabólica juega un papel central en esto; describe la capacidad del cuerpo para alternar entre diferentes fuentes de energía, como la glucosa y los ácidos grasos [s45]. Esta adaptabilidad es especialmente importante, ya que los caballos, como animales de presa, están evolutivamente diseñados para cambiar rápidamente entre fases de reposo y de alto rendimiento. Una enzima clave en el metabolismo energético es la <u>piruvato deshidrogenasa</u> (PDC), que regula la conversión de piruvato en acetil-CoA, conectando así el metabolismo de grasas y azúcares [s45]. En caballos bien alimentados y sanos, esta enzima opera con alta actividad. Sin embargo, cuando se ingiere menos energía, su actividad se reduce para permitir la síntesis de glucosa, un importante mecanismo de adaptación para mantener un nivel de azúcar en sangre estable. Los microorganismos en el estómago del caballo también juegan un papel importante en el metabolismo energético [s46]. Ayudan en la descomposición de nutrientes y contribuyen a la obtención de energía. Curiosamente, diferentes razas de caballos muestran variaciones en sus vías metabólicas, lo que debe tenerse en cuenta en la alimentación. El ejercicio tiene un impacto significativo en el balance energético. Durante la actividad física, se produce un aumento de <u>N-lactoyl-phenylalanine</u> (Lac-Phe) [s47], una molécula señal que regula la ingesta de alimentos y combate la obesidad. Esto explica por qué el ejercicio regular no solo aumenta el consumo de energía, sino que también influye positivamente en el comportamiento alimentario. Para la práctica, esto significa: 1. La alimentación debe adaptarse a la situación individual del caballo. Un caballo de competición tiene necesidades energéticas diferentes a las de un caballo de ocio [s48]. Como regla general: cuanto mayor sea la demanda de rendimiento, más rica en energía debe ser la ración. 2. El ejercicio regular es esencial para un metabolismo energético saludable. Las sesiones de entrenamiento deben incrementarse lentamente para dar tiempo al metabolismo para adaptarse [s49]. 3. En la formulación de raciones, debe considerarse la <u>flexibilidad metabólica</u>. Una mezcla equilibrada de carbohidratos y grasas es importante, siendo el forraje la base [s50]. Los trastornos metabólicos, como la resistencia a la insulina, pueden llevar a una inflexibilidad metabólica [s45]. En tales casos, la actividad de la PDC a menudo se ve afectada, lo que provoca problemas en la utilización de energía. Aquí se requieren estrategias de alimentación especiales que mantengan el nivel de azúcar en sangre lo más estable posible. La <u>regulación neuroendocrina</u> juega un papel importante en el control del balance energético [s50]. Hormonas como la insulina y el glucagón coordinan el almacenamiento y liberación de energía. Un equilibrio hormonal alterado puede llevar a problemas metabólicos.

Para una gestión óptima de la energía se recomienda:
- Control regular del peso corporal
- Ajuste de la ración alimentaria según el rendimiento y el estado de salud
- Suficiente ejercicio en todos los aires
- Evitar largas pausas en la alimentación
- En caballos de rendimiento: suplementación con alimentos energéticos especiales

La supervisión del balance energético es especialmente importante en:
- Yeguas gestantes
- Potros en crecimiento
- Caballos deportivos en entrenamiento intensivo
- Caballos mayores
- Caballos con enfermedades metabólicas

Un balance energético saludable es la base para el rendimiento y el bienestar del caballo. La interacción entre alimentación, ejercicio y la situación metabólica individual debe ser siempre considerada.

flexibilidad metabólica

Una capacidad de adaptación evolutiva del metabolismo que permite a los organismos utilizar eficientemente diferentes fuentes de energía según su disponibilidad.

N-lactoyl-phenylalanine

Un mensajero que se forma durante la actividad física a partir del aminoácido fenilalanina y el ácido láctico. Juega un papel importante en la regulación del apetito después del ejercicio.

Piruvato deshidrogenasa

Un complejo enzimático que consiste en varias subunidades y se localiza en las mitocondrias de las células. Las alteraciones de esta enzima pueden llevar a enfermedades metabólicas graves.

regulación neuroendocrina

Una interacción compleja entre el sistema nervioso y hormonal para el control de las funciones corporales. Se lleva a cabo a través de células especializadas que funcionan tanto como neuronas como células productoras de hormonas.

1. 3. 2. Metabolismo mineral

l metabolismo mineral en el caballo es un sistema complejo que es responsable de numerosas funciones vitales en el cuerpo. Aunque los minerales constituyen solo una pequeña parte de la dieta, están involucrados en casi todos los procesos fisiológicos y son componentes indispensables de aminoácidos, hormonas y vitaminas [s51]. Particularmente importante es la interacción entre el calcio y el fósforo. El calcio, del cual el 99% se encuentra en el esqueleto [s52], debe ser absorbido en una proporción de aproximadamente 1,5:1 con respecto al fósforo [s53]. Un ejemplo práctico ilustra la importancia: un caballo de 500 kg necesita aproximadamente 30 g de calcio y 20 g de fósforo diariamente. Mientras que la necesidad de calcio generalmente puede ser cubierta por heno de alta calidad, en el caso de un uso intensivo o durante el crecimiento, a menudo es necesaria una suplementación mineral específica. Los electrolitos sodio y potasio juegan un papel central en la regulación del equilibrio de líquidos y la conducción de impulsos nerviosos [s54]. En caso de sudoración intensa, por ejemplo, después de un entrenamiento intenso o en días calurosos de verano, los propietarios de caballos deben prestar especial atención a la provisión de electrolitos. Un consejo práctico: después de un trabajo que cause sudor, se puede administrar una pasta o solución de electrolitos para compensar las pérdidas.

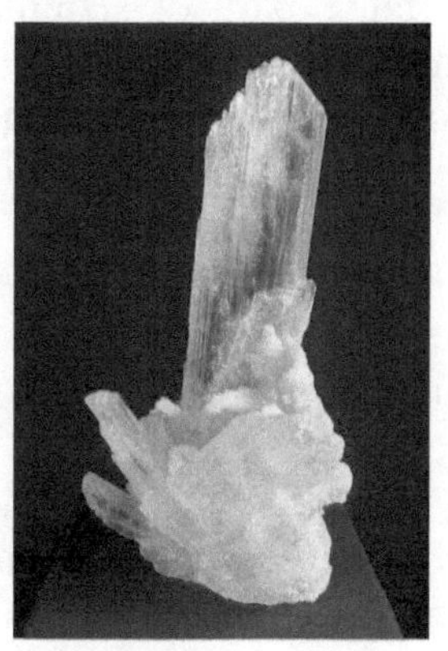

Calcio [i15]

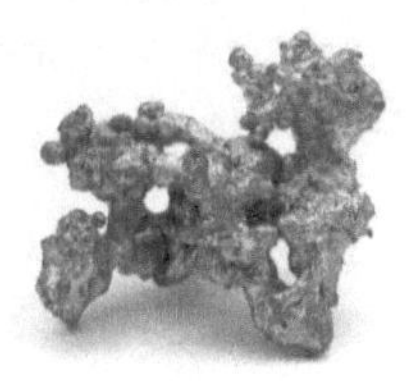

Cobre [i16]

Los oligoelementos como el zinc, cobre, manganeso y selenio son esenciales para varios procesos metabólicos [s55]. El zinc, por ejemplo, apoya la calidad de los cascos y el pelaje, mientras que el cobre es importante para el sistema inmunológico [s53]. A menudo, una deficiencia se manifiesta solo después de semanas o meses, por ejemplo, a través de cascos quebradizos o pelaje opaco. Por lo tanto, se recomienda una revisión regular de la provisión mineral, especialmente en:
- Caballos de cría
- Caballos de deporte en entrenamiento
- Caballos con enfermedades metabólicas
- Caballos mayores

La biodisponibilidad de los minerales juega un papel decisivo. Curiosamente, se ha demostrado que la alfalfa presenta <u>propiedades de biosorción</u> particularmente buenas para varios minerales [s51]. Esto la convierte en un componente valioso en la alimentación equina, especialmente para caballos con necesidades minerales aumentadas. El yodo es otro oligoelemento importante que se necesita para la producción de las hormonas tiroideas T3 y T4 [s53]. Estas regulan la tasa metabólica de todo el organismo. Un consejo práctico: en áreas con deficiencia de yodo, se debe prestar atención a una suplementación adecuada.

Para una óptima provisión mineral se recomienda:
- Análisis regular del forraje utilizado
- Ajuste de la suplementación mineral a las necesidades individuales
- Consideración de las condiciones regionales (por ejemplo, suelos bajos en selenio)
- Atención a las interacciones entre diferentes minerales

La vitamina D juega un papel especial en el metabolismo mineral, ya que regula la absorción de calcio y fósforo del intestino y su incorporación en el esqueleto [s52]. Es importante que haya suficiente luz solar para la activación de la vitamina. Un consejo práctico: los caballos deben tener acceso diario a áreas exteriores, idealmente incluso en días nublados. El cobalto es otro oligoelemento esencial que se necesita para la formación de vitamina B12 por la flora intestinal [s53]. Esto subraya la importancia de una flora intestinal saludable para todo el metabolismo mineral.

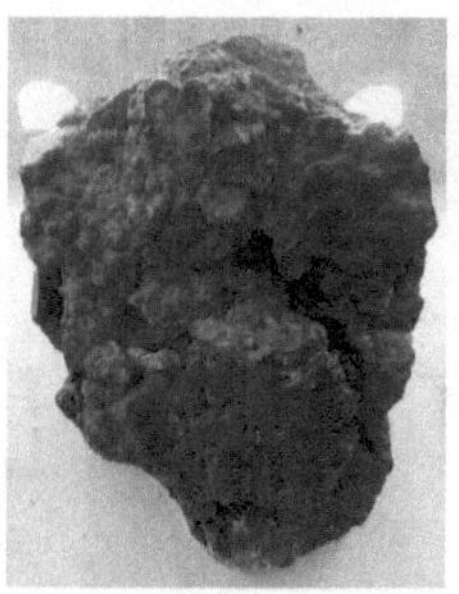

Manganeso [i17]

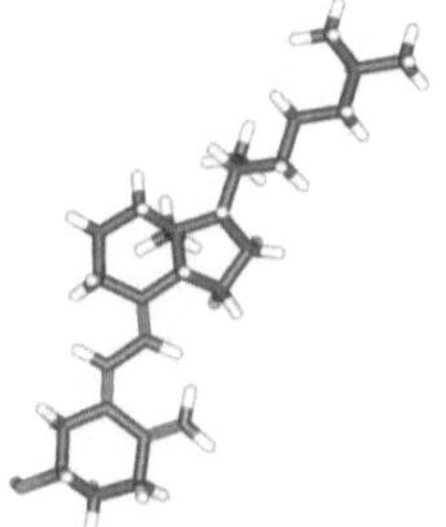

Vitamina D [i18]

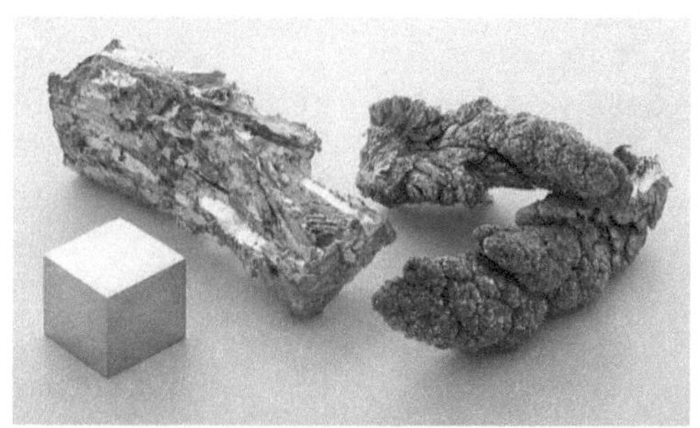

Zinc [i19]

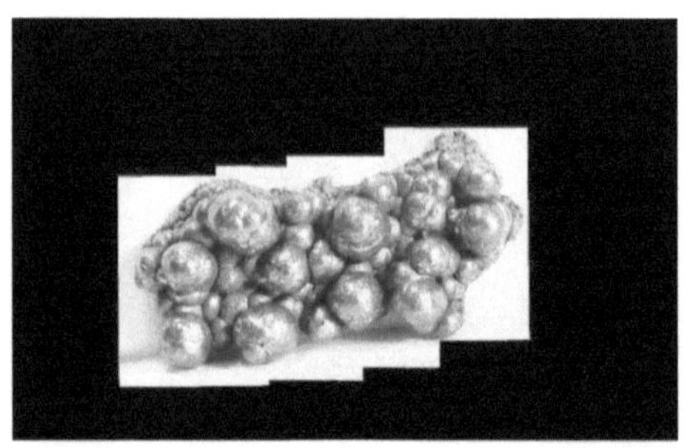

Kobalt [i20]

Glosario

Electrolito

Compuestos minerales que se disocian en partículas cargadas eléctricamente en agua. Son esenciales para la contracción muscular y la distribución de agua en el cuerpo del caballo.

Biosorción

Un proceso natural en el que ciertos materiales u organismos pueden absorber y unir sustancias de su entorno. En las plantas, se refiere a la capacidad de absorber nutrientes de manera eficiente del suelo.

1. 3. 3. Requerimientos de vitaminas

Los requerimientos vitamínicos de los caballos están estrechamente relacionados con su salud y rendimiento. En particular, la vitamina E desempeña un papel central como nutriente esencial para la función neuromuscular [s56]. Como antioxidante primario, previene la lipoperoxidación y estabiliza las membranas plasmáticas [s57]. La dosis diaria recomendada es de 1-2 unidades internacionales por kilogramo de peso corporal, siendo la necesidad de mantenimiento de 50 UI/kg de materia seca y la necesidad de crecimiento de 80 UI/kg [s57]. El forraje fresco es la mejor fuente natural de vitamina E; sin embargo, su contenido disminuye drásticamente durante el proceso de secado a heno [s56]. Por lo tanto, los propietarios de caballos deben prestar especial atención a una suplementación adecuada, especialmente en condiciones de establo. Un consejo práctico: antes de comenzar una suplementación, se recomienda un análisis de sangre, ya que algunos caballos pueden tener una necesidad aumentada debido a variaciones genéticas [s56].

La absorción de vitamina E ocurre pasivamente a través de las células intestinales y depende de una ingesta adecuada de grasas [s57]. El hígado juega un papel clave: la proteína de transferencia de α-tocoferol se une selectivamente al RRR-α-tocoferol y lo empaqueta en lipoproteínas para su transporte en el cuerpo [s57]. La vitamina K es esencial para la coagulación sanguínea, la salud vascular y el metabolismo óseo [s58]. Curiosamente, nunca se ha observado una deficiencia primaria de vitamina K en caballos, ya que la ingesta a través de los alimentos y la producción por parte de las bacterias intestinales suelen ser suficientes. Sin embargo, en condiciones de establo sin acceso a forraje fresco, una suplementación podría ser útil [s58]. La necesidad de vitamina A está estrechamente relacionada con el metabolismo, la visión, la fertilidad y el sistema inmunológico [s59]. Ayuda a la adaptabilidad del cuerpo a las cargas físicas, lo cual es especialmente importante para los caballos de deporte. Un consejo práctico para los jinetes de competición: después de un entrenamiento intenso, se debe prestar especial atención a la provisión de vitamina E, ya que apoya la regeneración [s59]. Las vitaminas del grupo B desempeñan un papel central en el metabolismo energético y la función nerviosa [s59]. La tiamina, riboflavina, niacina, ácido pantoténico, piridoxina, biotina, ácido fólico y cianocobalamina forman una red compleja. La vitamina C, como un importante antioxidante, apoya el sistema inmunológico y participa en la formación de tejidos conectivos saludables [s59]. La provisión de vitamina E merece especial atención durante el primer año de vida, ya que una deficiencia se ha relacionado con el desarrollo de <u>distrofia neuroaxonal</u> y <u>mieloencefalopatía</u> degenerativa [s60]. En los animales afectados, se ha observado una tasa de metabolismo aumentada de <u>α-tocoferol</u>, lo que subraya la necesidad de una suplementación en dosis altas en animales genéticamente susceptibles [s60].

Para la práctica, se derivan las siguientes recomendaciones:
- Pastoreo regular para la provisión natural de vitaminas
- Suplementación en condiciones de establo o con necesidades aumentadas
- Control de valores sanguíneos antes de comenzar una suplementación
- Atención especial a la provisión de vitaminas en:

* Potros en crecimiento
* Caballos de deporte en entrenamiento intenso
* Yeguas de cría
* Caballos sin acceso a pasto

Una deficiencia de vitamina E puede manifestarse a través de diversas enfermedades neuromusculares [s56]. Los factores de riesgo incluyen la falta de acceso al pasto, una ingesta dietética inadecuada o un exceso de cobre en la alimentación [s61].

α-tocoferol [i21]

Glosario

Distrofia neuroaxonal
Una enfermedad hereditaria del sistema nervioso en caballos que
causa trastornos del movimiento y problemas de coordinación

Lipoperoxidación
Un proceso químico dañino en el que los radicales libres pueden
atacar y destruir ácidos grasos en las membranas celulares

Mieloencefalopatía
Una enfermedad que afecta tanto a la médula espinal como al
cerebro y puede causar déficits neurológicos

α-Tocoferol
La forma biológicamente más activa de la vitamina E, que es
especialmente bien absorbida y utilizada por el cuerpo

1. 3. 4. Balance hídrico

l balance hídrico en los caballos es un sistema finamente regulado, responsable de numerosas funciones vitales en el cuerpo. Un caballo adulto de 500 kg de peso corporal está compuesto aproximadamente por un 65% de agua, lo que equivale a un volumen total de agua de alrededor de 325 litros [s62]. Esta impresionante cantidad subraya la importancia central del balance hídrico para la salud del caballo. En condiciones normales, un caballo de 500 kg necesita diariamente entre 27 y 30 litros de agua, de los cuales aproximadamente el 85% se ingiere directamente al beber [s62]. El resto se proporciona a través de la alimentación y el agua metabólica. Un consejo práctico para los propietarios de caballos: se debe monitorear la ingesta diaria de agua, ya que cambios repentinos en el comportamiento de bebida pueden indicar problemas de salud. Particularmente durante el esfuerzo físico o en altas temperaturas, la necesidad de agua aumenta significativamente. Los caballos pueden perder cantidades asombrosas de líquido durante el entrenamiento: en condiciones moderadas, de 5 a 7 litros por hora, y en situaciones de esfuerzo extremo, incluso hasta 10-12 litros [s62]. Esto ilustra por qué la provisión de agua es especialmente importante durante la actividad deportiva. Un aspecto fascinante de la fisiología equina es la capacidad de compensar parcialmente las pérdidas de agua mediante reservas de líquidos del tracto gastrointestinal [s62]. Esta adaptación evolutiva permite a los caballos soportar fases de esfuerzo prolongadas. Sin embargo, los propietarios de caballos deben estar atentos: una deshidratación clínicamente relevante ya se presenta cuando un caballo pierde el 3% o más de su masa corporal debido a la pérdida de líquidos [s63]. La producción de sudor en los caballos es significativamente mayor en comparación con los humanos, lo que conduce a una considerable pérdida de electrolitos [s63]. Un consejo práctico para los jinetes de competición: después de un entrenamiento intenso, se debe ofrecer no solo agua, sino también una suplementación equilibrada de electrolitos. La administración de agua sin electrolitos puede incluso agravar la deshidratación [s64].

Para la práctica, se derivan las siguientes recomendaciones importantes:
- Acceso constante a agua fresca y limpia
- Control regular de los bebederos para asegurar su funcionamiento
- Ofrecer agua adicional en caso de calor o trabajo intenso
- Suplementación de electrolitos después de una sudoración intensa
- Observación del comportamiento de bebida como indicador de salud

El balance hídrico está estrechamente relacionado con el equilibrio ácido-base y la función renal [s65]. El ejercicio intenso influye en la <u>viscosidad sanguínea</u> y puede provocar cambios en la concentración de <u>aldosterona plasmática</u>, lo que a su vez afecta la excreción renal de sodio [s65].

Se debe prestar especial atención al balance hídrico en:
- Caballos de deporte en entrenamiento intenso
- Caballos en altas temperaturas ambientales
- Yeguas gestantes
- Caballos mayores
- Caballos con limitaciones de salud

Un aspecto práctico importante es el monitoreo de la hidratación. Los siguientes signos pueden indicar deshidratación:
- Retraso en la recuperación de pliegues cutáneos
- Mucosas secas o pegajosas
- Ojos hundidos
- Disminución de la producción de orina
- Orina de color oscuro

La provisión de agua debe asegurarse especialmente durante los transportes y competiciones. Un consejo práctico: muchos caballos prefieren beber de recipientes familiares o el agua de casa. Por lo tanto, puede ser útil llevar agua propia durante los viajes o mezclar un poco de jugo de manzana con el agua desconocida para aumentar la aceptación.

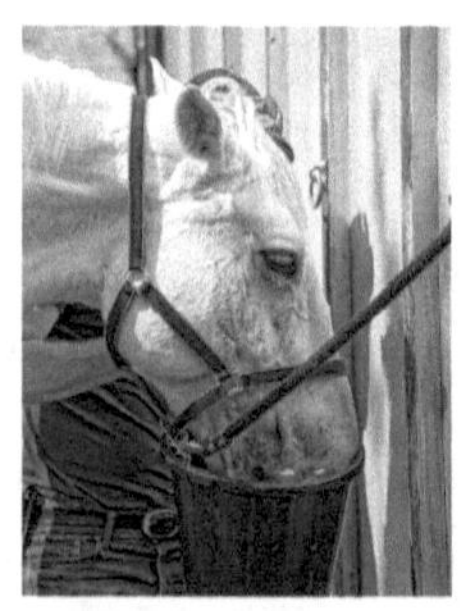

Balance hídrico [i22]

Glosario

Aldosterona plasmática

Una hormona de la corteza suprarrenal que regula el balance de minerales y es especialmente importante para mantener el equilibrio de sodio y potasio en el cuerpo.

Viscosidad sanguínea

Describe la fluidez de la sangre, determinada por la proporción de componentes sólidos como los glóbulos rojos. Una viscosidad elevada puede dificultar la circulación.

Resumen - 1. 3. Procesos Metabólicos

- La piruvato deshidrogenasa regula la conversión de piruvato en acetil-CoA, conectando así el metabolismo de grasas y azúcares.

- Durante la actividad física se produce N-lactil-fenilalanina, que regula la ingesta de alimentos.

- Diferentes razas de caballos muestran variaciones en sus vías metabólicas.

- El 99% del calcio en el cuerpo del caballo se encuentra en el esqueleto.

- La alfalfa presenta propiedades de biosorción especialmente buenas para diversos minerales.

- El contenido de vitamina E en forraje verde disminuye drásticamente durante el proceso de secado a heno.

- La absorción de vitamina E ocurre de manera pasiva a través de las células intestinales y requiere una ingesta adecuada de grasas.

- La proteína de transferencia de α-tocoferol en el hígado se une selectivamente al RRR-α-tocoferol para su transporte.

- Nunca se ha detectado una deficiencia primaria de vitamina K en caballos.

- La deficiencia de vitamina E se asocia con el desarrollo de distrofia neuroaxonal y mieloencefalopatía degenerativa.

- Un caballo de 500 kg está compuesto aproximadamente por un 65% de agua (325 litros).

- Los caballos pueden perder de 5 a 7 litros de líquido por hora durante el entrenamiento, y hasta 10-12 litros en condiciones de esfuerzo extremo.

- Una deshidratación clínicamente relevante se presenta con una pérdida del 3% de la masa corporal debido a la pérdida de líquidos.

- El ejercicio intenso afecta la viscosidad de la sangre y la concentración de aldosterona en el plasma.

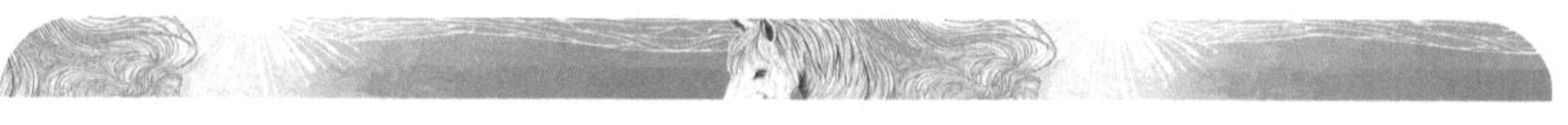

Revisión - 1. Anatomía y Fisiología del Caballo

- El esqueleto del caballo contiene especialmente colágeno para la estabilidad y elasticidad.
- La estructura de colágeno en el hueso se vuelve más laxa y menos estructurada con la edad.
- El cartílago articular está compuesto por tres zonas con fibrillas de colágeno que siguen diferentes trayectorias.
- El suspensorio estabiliza la articulación del corvejón y previene la hiperextensión excesiva.
- Los Standardbreds tienen un mayor porcentaje de músculo en el suspensorio que los pura sangre.
- Las enfermedades musculoesqueléticas son el diagnóstico más común en la medicina equina.
- El factor de transcripción Sox9 regula el desarrollo de músculos, tendones y huesos.
- El casco sin herraduras amortigua mejor las vibraciones que el casco con herraduras.
- La barrera hematoencefálica está formada por células endoteliales especiales con conexiones particularmente densas.
- Los astrocitos y pericitos apoyan la barrera hematoencefálica en la regulación de la homeostasis de iones.
- La hipófisis regula numerosas funciones metabólicas y reproductivas.
- Durante el entrenamiento, la absorción de oxígeno puede aumentar hasta 35 veces.
- La frecuencia cardíaca aumenta proporcionalmente a la carga de trabajo, sin que el volumen sistólico disminuya.
- Un caballo de 500 kg está compuesto aproximadamente por un 65% de agua (325 litros).
- Los caballos pueden perder de 5 a 7 litros de líquido por hora durante el entrenamiento.

- La flexibilidad metabólica permite el cambio rápido entre diferentes fuentes de energía.

- Lac-Phe se produce durante la actividad física y regula la ingesta de alimentos.

- El calcio y el fósforo deben ser ingeridos en una proporción de aproximadamente 1,5:1.

- La alfalfa presenta propiedades de biosorción especialmente buenas para varios minerales.

- La vitamina E es esencial para la función neuromuscular y previene la lipoperoxidación.

- Mientras que estas bases anatómicas y fisiológicas forman la base para entender la salud equina, los métodos de curación naturales abren posibilidades fascinantes para apoyar y equilibrar suavemente estos sistemas complejos.

2. Métodos Naturales de Curación

os métodos de curación naturales han fascinado a la humanidad durante milenios. Pero, ¿qué papel juegan hoy en la medicina equina moderna? ¿Pueden los tratamientos tradicionales como la acupuntura, la osteopatía o la fitoterapia complementar de manera significativa la medicina veterinaria convencional? La creciente importancia de los enfoques terapéuticos holísticos plantea preguntas importantes: ¿Cómo se puede demostrar científicamente la eficacia de los métodos de medicina natural? ¿Qué métodos son especialmente adecuados para el tratamiento de caballos? ¿Y cuáles son los límites de la medicina natural? Este capítulo examina diversos métodos de curación naturales y su aplicación en la medicina equina. Se presentan tanto procedimientos tradicionales como desarrollos modernos y se evalúan críticamente. Un enfoque particular se centra en la implementación práctica y la integración en los conceptos de tratamiento existentes. La creciente investigación científica sobre los métodos de curación naturales abre nuevas perspectivas para una medicina equina complementaria basada en la evidencia. La combinación de métodos de curación natural probados con la medicina veterinaria moderna podría señalar el camino hacia una atención más integral para la salud de nuestros caballos.

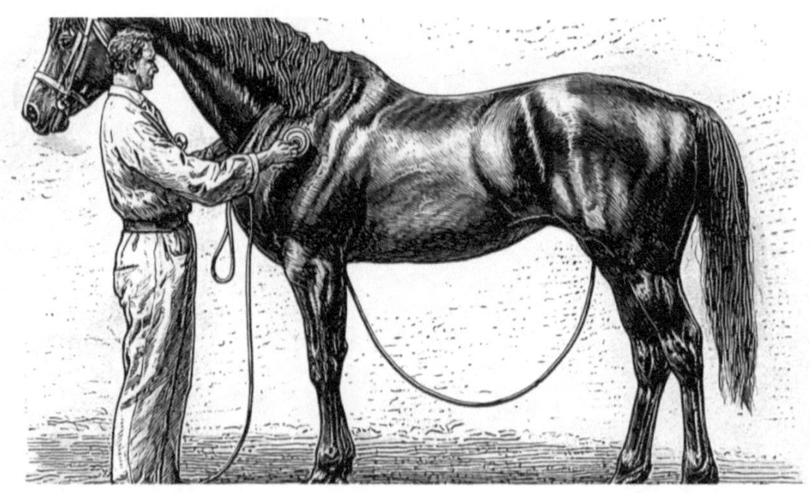

2. 1. Herbolaria

l uso de hierbas medicinales en la medicina equina plantea preguntas fascinantes: ¿Cómo pueden las plantas medicinales tradicionales complementar de manera efectiva la medicina veterinaria moderna? ¿Qué hallazgos científicos confirman la eficacia de los remedios herbales en diversas enfermedades del caballo? La fitoterapia combina conocimientos empíricos de siglos con resultados de investigaciones actuales. Se ha demostrado que muchas plantas medicinales contienen sustancias bioactivas que tienen efectos terapéuticos comprobados, ya sea en enfermedades respiratorias, problemas digestivos o para apoyar el sistema inmunológico. También en el tratamiento de heridas, ciertos principios activos de plantas pueden influir positivamente en la curación. La aplicación específica de hierbas medicinales requiere un conocimiento sólido sobre sus efectos, dosificaciones y posibles interacciones. Estudios científicos recientes proporcionan nuevos conocimientos sobre los complejos mecanismos de acción de los componentes vegetales y su potencial terapéutico en la medicina equina.

„El tomillo contiene aceites esenciales con propiedades mucolíticas y antibacterianas y se utiliza en caballos con aproximadamente 2-3 g de hierba seca por cada 100 kg de peso corporal como suplemento alimenticio o infusión de heno."

2. 1. 1. Hierbas medicinales para vías respiratorias

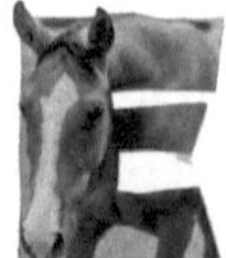En los caballos, las enfermedades respiratorias juegan un papel significativo, ya que estos animales, como antiguos habitantes de las estepas, son especialmente sensibles a la vida en establos y a los efectos ambientales asociados [s66]. La aplicación específica de hierbas medicinales puede ser de gran apoyo y mejorar notablemente el bienestar de los animales. Se han demostrado

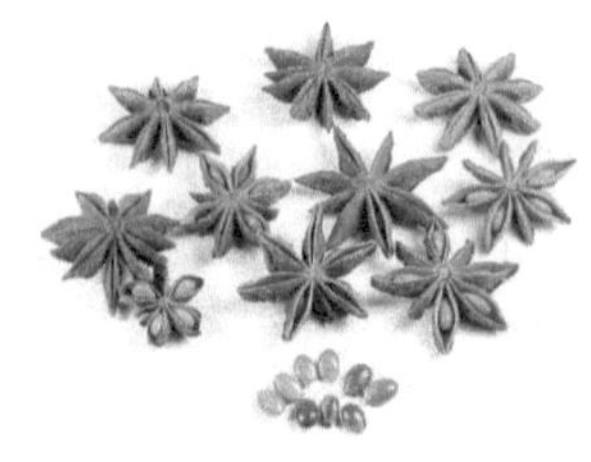

Anis [i23]

especialmente efectivas varias hierbas medicinales tradicionales que se han utilizado en la medicina equina durante siglos. El tomillo, por ejemplo, contiene aceites esenciales con propiedades mucolíticas y antibacterianas. En la práctica, se ha comprobado que es beneficioso añadir tomillo al alimento o rociarlo como infusión sobre el heno. Se recomienda usar aproximadamente 2-3 g de hierba seca por cada 100 kg de peso corporal. El eucalipto es otra hierba medicinal importante para las vías respiratorias. Sus fuertes propiedades desinfectantes y mucolíticas lo convierten en un valioso aliado en caso de vías respiratorias congestionadas. En la aplicación, se recomienda especialmente la inhalación: para ello, se prepara agua caliente con algunas gotas de aceite de eucalipto en un balde y se ofrece al caballo para inhalar durante unos 10-15 minutos [s66]. Un enfoque nuevo y prometedor en el tratamiento de enfermedades respiratorias es el uso de <u>curcumina</u> soluble en agua. Estudios científicos han demostrado que esta sustancia puede reducir la producción de compuestos de oxígeno dañinos gracias a sus propiedades antiinflamatorias [s67]. La administración por inhalación es especialmente efectiva, siendo la forma soluble en agua notablemente más <u>bioavailable</u> que la curcumina convencional. La menta y el hinojo son otras hierbas medicinales probadas que se pueden combinar bien. Mientras que la menta libera las vías respiratorias con su efecto refrescante, el hinojo apoya la disolución del moco. En la práctica, se pueden preparar ambas hierbas como té y utilizarlo para inhalar o mezclarlo con el agua de bebida. La salvia ha demostrado ser especialmente efectiva en el tratamiento de estados irritativos agudos de las vías respiratorias. Su efecto antibacteriano la convierte en un valioso aliado en infecciones incipientes. En la práctica, se ha comprobado que la administración como infusión de té, que se mezcla con el alimento, es efectiva. El anís completa el espectro de hierbas para las vías respiratorias y es especialmente valorado por sus propiedades antiespasmódicas. Se puede combinar bien con otras hierbas y mejorar su efecto [s66]. Al aplicar hierbas medicinales, es importante tener en cuenta algunas reglas básicas. La dosificación debe ajustarse siempre al peso del caballo. Además, no se deben usar las hierbas de forma continua, sino en tratamientos de 2-3 semanas. Especialmente en enfermedades crónicas, es recomendable discutir el tratamiento con el veterinario [s66]. Los resultados de la investigación sobre el efecto de la curcumina soluble en agua muestran resultados prometedores: el tratamiento condujo a una reducción significativa de los marcadores inflamatorios en el líquido bronquial, sin afectar la cantidad de células inmunitarias [s67]. Esto sugiere que la curcumina interviene de manera específica en los procesos inflamatorios sin afectar los mecanismos de defensa naturales del cuerpo. La combinación de diferentes hierbas medicinales puede a menudo potenciar su efecto. Sin embargo, se debe tener cuidado de no utilizar demasiadas hierbas al mismo tiempo. Una mezcla probada consiste, por ejemplo, en partes iguales de tomillo, salvia y hinojo, que se pueden preparar como té y añadir al alimento.

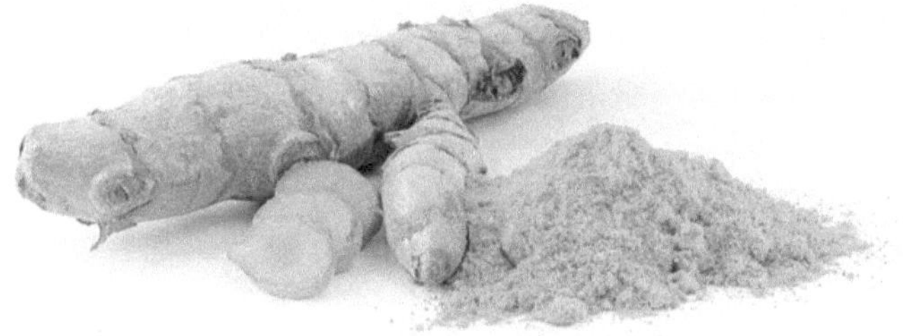

Curcumina [i24]

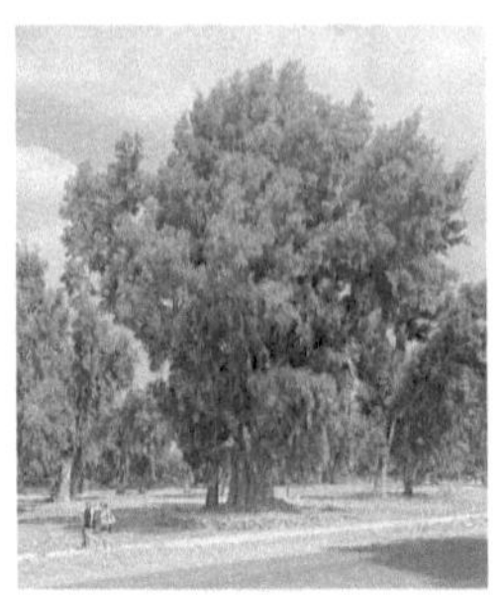

Eucalipto [i25]

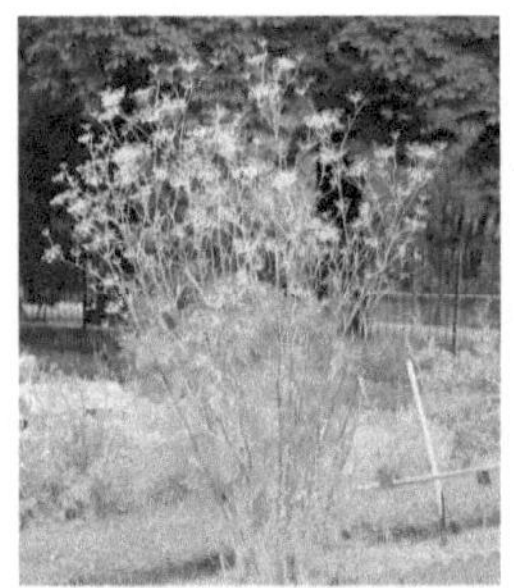

Hinojo [i26]

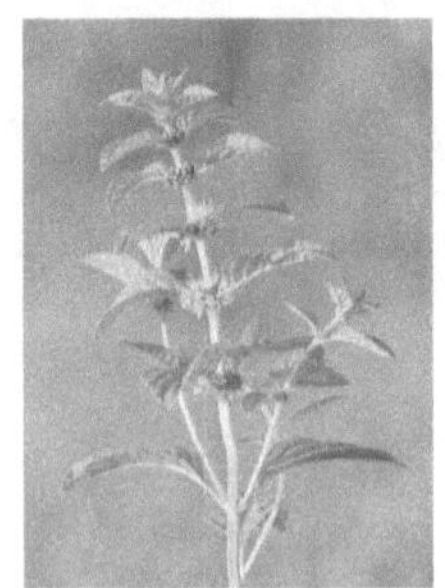

Menta [i27]

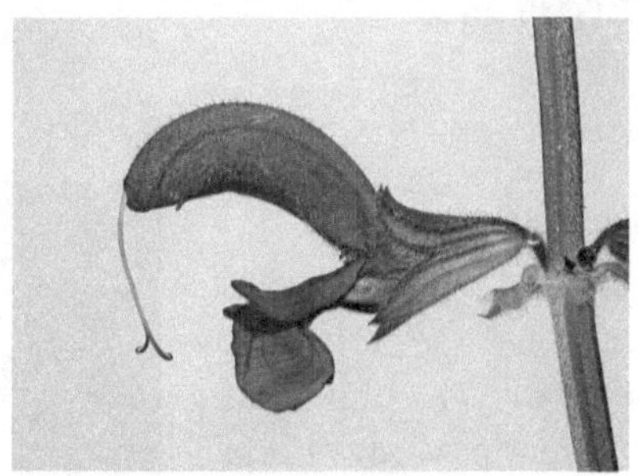

Salvia [i28]

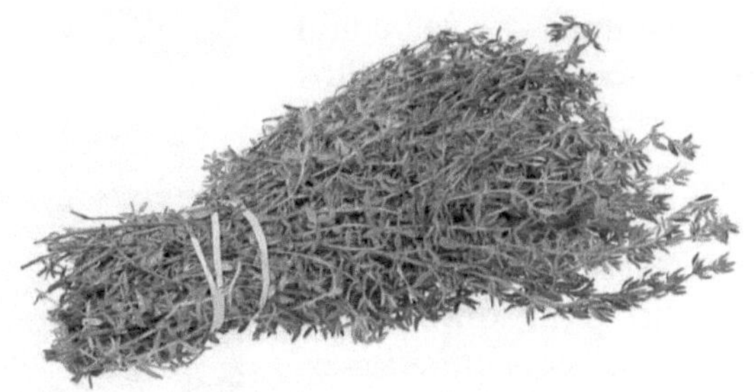

Tomillo [i29]

Glosario

Bioavailability

La proporción de un principio activo que se absorbe sin cambios en el cuerpo y está disponible en el sitio de acción

Curcumina

Un pigmento vegetal amarillo de la raíz de la planta de cúrcuma, que además de su efecto antiinflamatorio, también posee propiedades antioxidantes y antimicrobianas

2. 1. 2. Hierbas digestivas

Los problemas digestivos en los caballos pueden ser tratados de manera efectiva mediante el uso específico de hierbas medicinales. La fitoterapia tradicional ofrece una rica experiencia que es confirmada y ampliada por los modernos conocimientos científicos [s68]. El diente de león juega un papel clave. Su efecto digestivo se basa en varios mecanismos: estimula la secreción de bilis, apoya los movimientos intestinales naturales y optimiza la producción de ácido gástrico [s68]. En la práctica, se ha demostrado que mezclar diente de león fresco en pequeñas cantidades con el heno o añadirlo como hierba seca al alimento concentrado es efectivo. Se debe comenzar con pequeñas cantidades y aumentar la dosis lentamente. La manzanilla resulta especialmente valiosa en trastornos digestivos de origen nervioso. Sus propiedades antiespasmódicas y calmantes ayudan a aliviar las tensiones en el tracto gastrointestinal [s68]. Una forma práctica de aplicación es la preparación de una infusión concentrada de manzanilla, que se añade al agua de bebida. Se recomienda una dosis diaria de aproximadamente 15-20 g de flores secas de manzanilla por cada 100 kg de peso corporal. Un aspecto particularmente interesante es el efecto de los aceites esenciales sobre la flora intestinal. Estos pueden reducir de manera específica <u>patógenos</u> y al mismo tiempo promover el crecimiento de bacterias intestinales beneficiosas [s68]. Esta propiedad los convierte en valiosos aliados para restaurar una flora intestinal saludable, por ejemplo, después de tratamientos con antibióticos o en casos de trastornos digestivos.

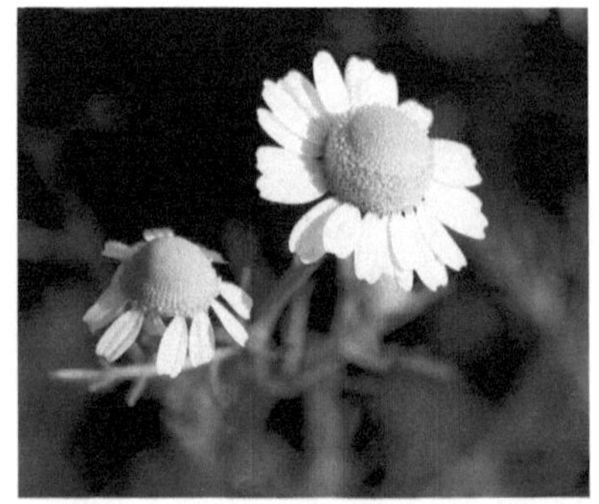

Manzanilla [i30]

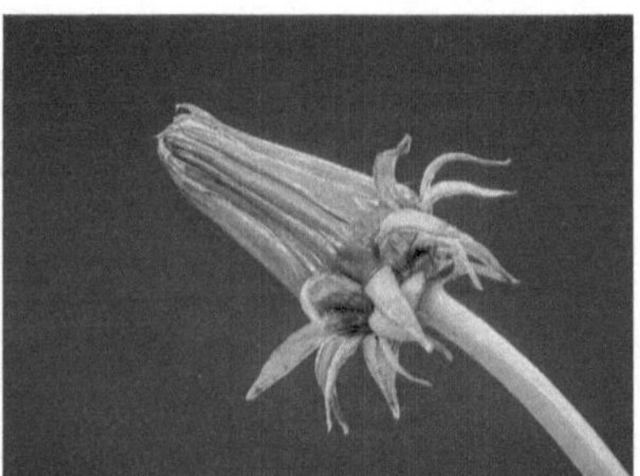

Diente de león [i31]

Alfalfa (lucerna) ha demostrado ser un amortiguador natural en el tracto digestivo. Sus propiedades especiales apoyan el mantenimiento de un pH saludable en el estómago y promueven la digestión de fibras [s69]. Al alimentar, se debe dar alfalfa idealmente antes del alimento concentrado para aprovechar al máximo su efecto amortiguador. La combinación de diferentes hierbas puede aumentar su eficacia. Investigaciones científicas han demostrado que mezclas de hierbas especialmente formuladas pueden mejorar la digestión de fibras y tener un efecto

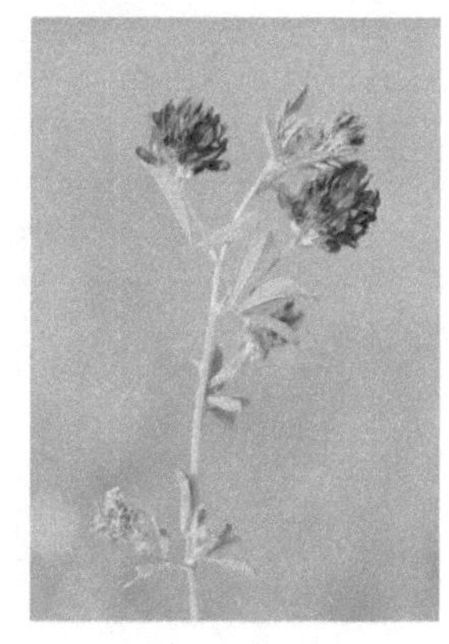

Alfalfa [i32]

positivo en la salud intestinal [s68]. Una mezcla probada consiste en partes iguales de diente de león, manzanilla y alfalfa, que se añade al alimento durante un período de 2-3 semanas. Para la aplicación práctica, es importante no combinar las hierbas de manera arbitraria, sino recurrir a mezclas probadas. La dosificación debe ajustarse al peso del caballo y el tratamiento de problemas crónicos debe ser discutido con el veterinario. Especialmente en la primera aplicación, es recomendable comenzar con pequeñas cantidades y observar cuidadosamente la reacción del caballo. El uso de polvos vegetales como complemento alimenticio se ha establecido en la alimentación moderna de caballos [s70]. Estos productos especialmente desarrollados pueden apoyar la flora intestinal natural y ayudar con problemas gástricos. Al seleccionar, se debe prestar atención a productos de alta calidad que estén específicamente diseñados para caballos. Un enfoque holístico para el apoyo digestivo debe considerar, además de la administración de hierbas, los hábitos de alimentación y las condiciones de alojamiento. El ejercicio regular, suficiente forraje y un entorno libre de estrés son factores importantes para una digestión saludable. La aplicación preventiva de hierbas digestivas puede ser especialmente útil en situaciones de estrés como torneos, transportes o cambios de establo. Aquí, la administración preventiva de hierbas calmantes y digestivas ha demostrado ser efectiva para prevenir posibles trastornos digestivos.

Alfalfa

Una planta de la familia de las leguminosas que puede crecer hasta 1 metro de altura y que, gracias a su sistema radicular profundo, puede absorber minerales de capas más profundas del suelo.

patógeno

Que causa enfermedades o es nocivo - se refiere a organismos como bacterias o virus que pueden provocar enfermedades.

2. 1. 3. Plantas que fortalecen el sistema inmunológico

l sistema inmunológico de los caballos puede ser apoyado de manera efectiva mediante la administración específica de hierbas. Estudios científicos demuestran la eficacia de diversas plantas medicinales que han sido utilizadas durante siglos en la medicina tradicional [s71]. <u>Echinacea purpurea</u> (Equinácea púrpura) desempeña un papel clave. La planta aumenta la actividad de las células inmunitarias y mejora tanto la defensa inmunitaria celular como la humoral [s72]. En la práctica, se ha demostrado que administrar equinácea en forma de tintura o hierba seca durante la temporada fría y húmeda es eficaz. Se recomienda una dosis diaria de 15-20 ml de tintura o 20-25 g de hierba seca por cada 500 kg de peso corporal.

<u>Glycyrrhiza glabra</u> (Raíz de regaliz) muestra notables propiedades inmunomoduladoras. Activa macrófagos y granulocitos, apoyando así la defensa natural del cuerpo [s73]. Al aplicarla, la raíz debe ser mezclada en polvo o extracto con el alimento. Es importante seguir un tratamiento de 2-3 semanas con un posterior descanso.

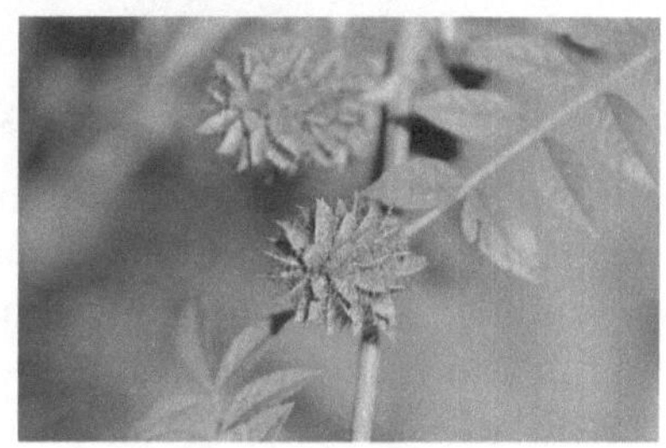

Glycyrrhiza glabra [i33]

<u>Origanum vulgare</u> (Orégano) ha demostrado ser un prometedor inmunomodulador [s72]. Sus aceites esenciales tienen propiedades antimicrobianas y fortalecen el sistema inmunológico. En la práctica, el orégano puede ser mezclado fresco o seco con el alimento. Un método comprobado es la preparación de una infusión concentrada que se añade al agua de bebida.

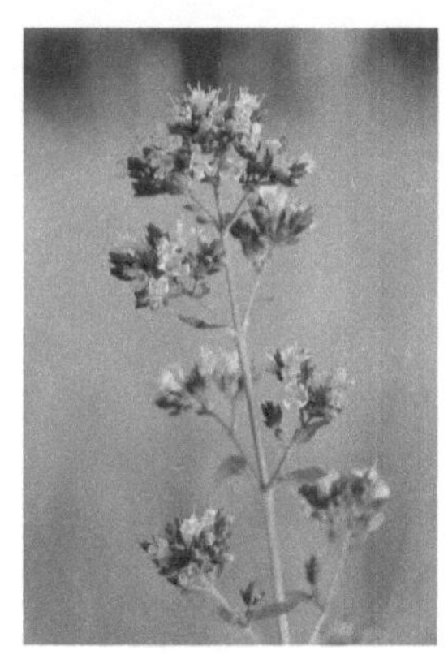

Orégano [i34]

Curcuma longa (Cúrcuma) y Zingiber officinalis (Jengibre) se complementan excelentemente en su efecto inmunoestimulante [s71]. Mientras que la cúrcuma actúa especialmente como antiinflamatorio, el jengibre apoya las defensas a través de su efecto estimulante del metabolismo. La combinación de ambas raíces puede ser añadida en polvo al alimento, comenzando con pequeñas cantidades.

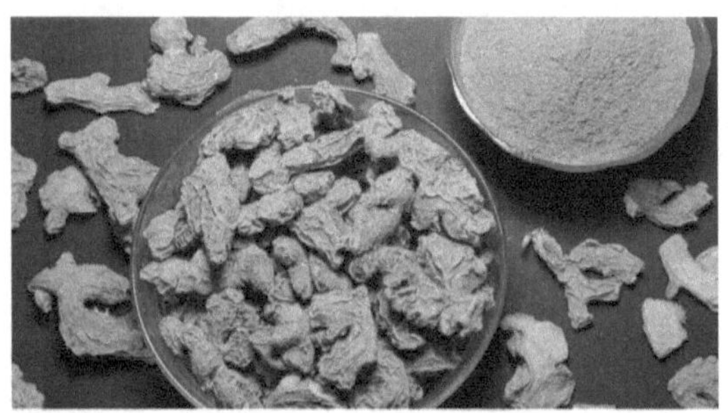

Zingiber officinalis [i35]

Allium sativum (Ajo) ha demostrado ser un antibiótico natural y promueve la producción de inmunoglobulinas [s73]. Al administrarlo, es importante que el caballo acepte el sabor. Una adaptación gradual mediante un aumento progresivo de la dosis ha demostrado ser efectiva.

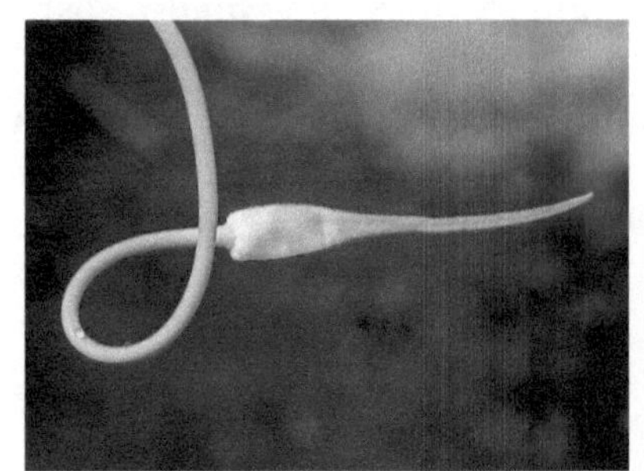

Allium sativum [i36]

<u>Moringa oleifera</u> muestra propiedades prometedoras en el apoyo al sistema inmunológico [s71]. Las hojas son ricas en vitaminas y minerales y pueden ser mezcladas secas con el alimento. Especialmente en la recuperación tras enfermedades, la moringa ha demostrado ser valiosa.

Al aplicar plantas que fortalecen el sistema inmunológico, se deben tener en cuenta algunas reglas básicas:
- Las hierbas deben ser administradas en forma de tratamiento (2-3 semanas)

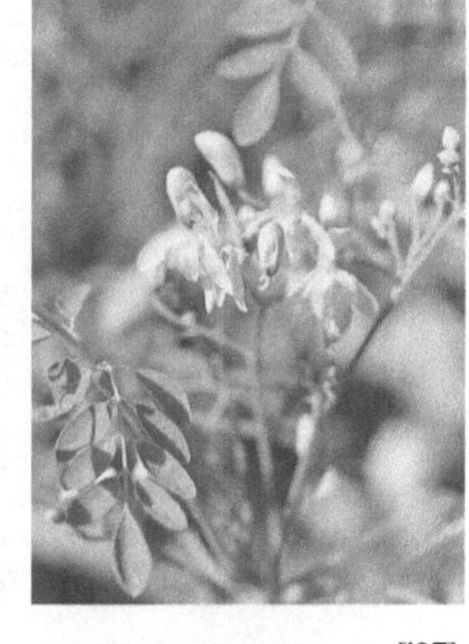

Moringa oleifera [i37]

- Se recomienda una combinación de un máximo de 3-4 hierbas
- La dosificación debe ajustarse al peso del caballo
- En la primera aplicación, se debe observar la tolerancia
- Enfermedades crónicas requieren consulta con el veterinario

La aplicación preventiva de hierbas inmunoestimulantes es especialmente efectiva en situaciones de estrés como:
- Fases de competencia
- Cambio de establo
- Estrés por transporte
- Cambios climáticos
- Cambio de grupos

Una mezcla base comprobada para el fortalecimiento inmunológico consiste en:
- 40% Echinacea purpurea
- 30% Origanum vulgare
- 30% Glycyrrhiza glabra

Esta mezcla puede ser añadida al alimento durante 2-3 semanas, seguida de una pausa de una semana. Si es necesario, el tratamiento puede repetirse.

La investigación muestra que los <u>fitocompuestos</u> presentes en las plantas medicinales, como flavonoides, saponinas y alcaloides, contribuyen significativamente al efecto inmunoestimulante [s71]. Estas sustancias no solo apoyan la defensa directa contra patógenos, sino que también optimizan la respuesta inmunitaria del cuerpo.

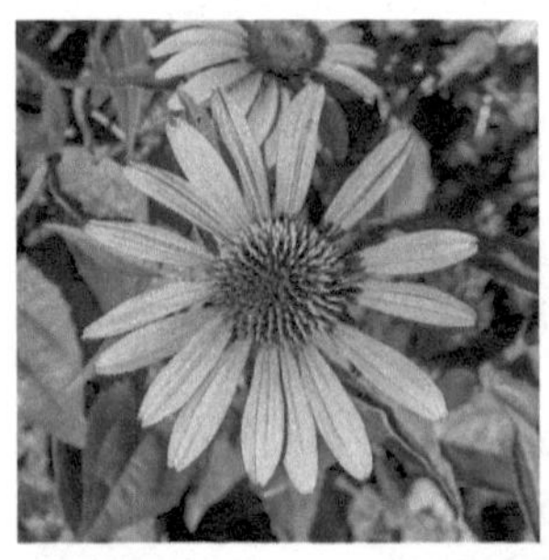

Equinácea purpúrea [i38]

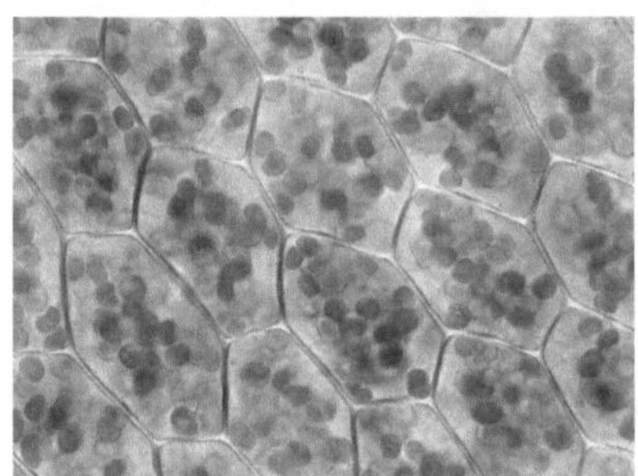

Phytochemikalien [i39]

Glosario

Curcuma longa

Una planta tropical de la familia de las Zingiberáceas con grandes hojas alargadas y flores amarillas, cuyo rizoma es de un intenso color amarillo-naranja.

Echinacea purpurea

Una planta perenne de América del Norte que puede alcanzar hasta 150 cm de altura y presenta características flores de color violeta-rosa con cabezas espinosas.

Fitocompuestos

Sustancias biológicamente activas de las plantas que no pertenecen a los nutrientes principales, pero que pueden desempeñar funciones importantes de protección y señalización en el organismo.

Glycyrrhiza glabra

Una planta herbácea que puede alcanzar hasta 2 metros de altura, con hojas compuestas y flores de color azul a violeta, cuyas raíces son aproximadamente 50 veces más dulces que el azúcar.

Moringa oleifera

Un árbol de rápido crecimiento de la familia de las Moringáceas, que puede alcanzar hasta 12 metros de altura y tiene hojas trifoliadas.

Origanum vulgare

Una planta aromática de la familia de las Lamiáceas con un tallo leñoso, que crece silvestre en Europa y Asia y tiene flores de color rosa a púrpura.

2. 1. 4. Hierbas cicatrizantes

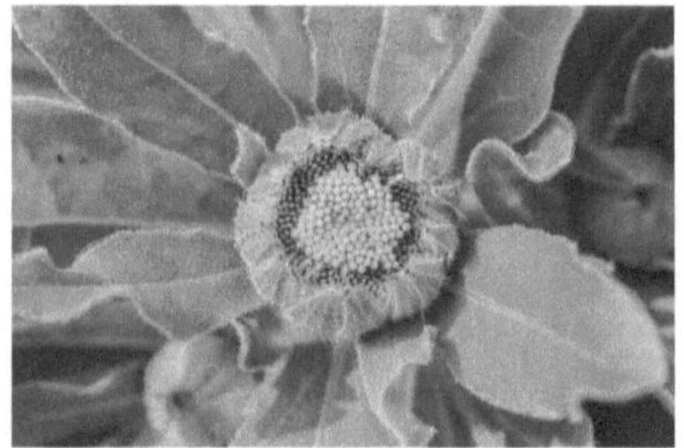

a cicatrización de heridas en caballos puede ser efectivamente apoyada mediante el uso específico de hierbas medicinales. Diferentes plantas con sus compuestos específicos juegan un papel importante en la regeneración del tejido dañado y en la defensa contra infecciones [s74].

Particularmente efectiva ha sido la caléndula (<u>Calendula officinalis</u>) con su efecto promotor de la cicatrización y antiinflamatorio. Puede aplicarse como ungüento o tintura directamente sobre las áreas afectadas. Es importante limpiar bien la herida antes y realizar el tratamiento de manera regular. Una forma práctica de aplicación es la elaboración de un ungüento de caléndula: se extraen las flores de caléndula en aceite de oliva y

Calendula officinalis [i40]

luego se procesan con cera de abejas hasta obtener una consistencia untuosa [s74]. El hipérico (<u>Hypericum perforatum</u>) muestra propiedades notables en la cicatrización de heridas. Sus propiedades antibacterianas y de curación de tejidos lo convierten en un valioso aliado en el tratamiento de cortes, raspaduras y heridas postoperatorias. En la práctica, se ha demostrado que la aplicación como extracto oleoso es efectiva, aplicándose con cuidado sobre las áreas afectadas [s74]. La mirra, un remedio tradicional, se utiliza en el tratamiento de heridas debido a sus propiedades <u>antifúngicas</u> y <u>antisépticas</u>. Como tintura diluida, puede emplearse para la limpieza y desinfección de heridas. Es recomendable probar la aplicación inicialmente en un área pequeña para asegurar la compatibilidad [s74].

Un enfoque prometedor es la combinación de diferentes plantas medicinales en forma de apósitos. Estudios científicos han demostrado que preparados herbales especialmente desarrollados pueden acelerar la cicatrización de heridas y reducir el riesgo de infección [s75]. Una combinación efectiva incluye:
- Caléndula para la regeneración del tejido
- Hipérico para el efecto antibacteriano
- Manzanilla para la reducción de la inflamación
- Milenrama para la detención de sangrado

Al aplicar hierbas cicatrizantes, se deben tener en cuenta algunos principios importantes: 1. Limpieza exhaustiva de la herida antes de cada tratamiento 2. Aplicación estéril de los preparados 3. Control regular del progreso de la cicatrización 4. Documentación del tratamiento 5. En caso de heridas profundas o muy sucias, siempre consultar a un veterinario

El llantén (<u>Plantago lanceolata</u>) ha demostrado ser especialmente efectivo en lesiones superficiales. Sus componentes promotores de la curación apoyan la regeneración natural de la piel. En la aplicación tradicional, las hojas frescas se machacan y se colocan directamente sobre pequeñas heridas [s76]. La combinación de tratamiento externo con hierbas cicatrizantes y la aplicación interna de plantas que fortalecen el sistema inmunológico ha demostrado ser particularmente efectiva. Las hierbas aplicadas internamente apoyan los

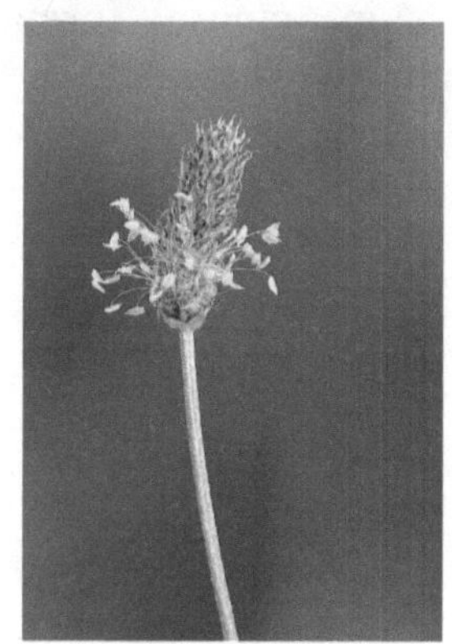

Plantago lanceolata [i41]

procesos de curación desde dentro, mientras que el tratamiento externo actúa directamente en el lugar de la lesión [s75]. Para un tratamiento exitoso de heridas con hierbas medicinales, es importante seguir un enfoque sistemático:

1. Fase: Limpieza y desinfección de la herida
- Limpieza exhaustiva con una tintura de hierbas diluida
- Eliminación de suciedad y tejido muerto

2. Fase: Tratamiento de la herida
- Aplicación de los preparados herbales correspondientes
- Protección de la herida contra influencias externas

3. Fase: Apoyo a la cicatrización
- Control regular del progreso de la cicatrización
- Ajuste del tratamiento según sea necesario

Al aplicar hierbas cicatrizantes, es fundamental apoyar y no interrumpir los procesos naturales de curación. El tratamiento debe realizarse siempre con manos limpias y materiales estériles. Ante signos de complicaciones como hinchazón intensa, formación de pus o cicatrización retrasada, se debe consultar de inmediato a un veterinario.

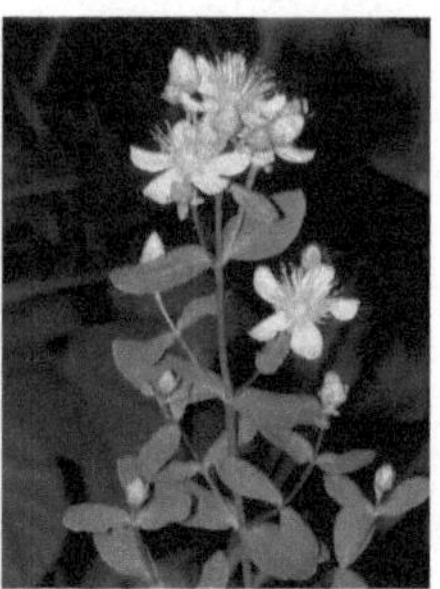

Hierba de San Juan [i42]

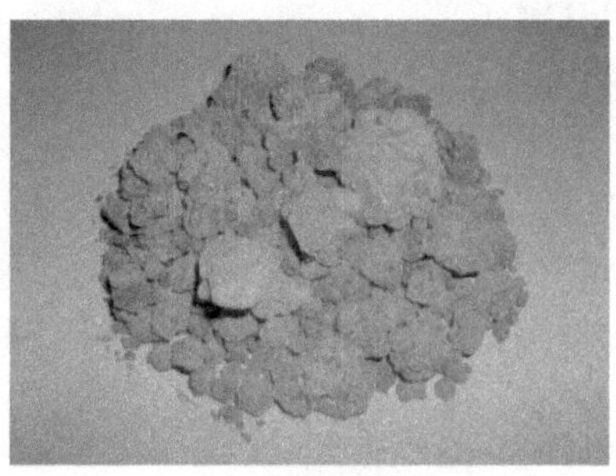

Myrrhe [i43]

Glosario

antifungal
Se refiere a la propiedad de inhibir el crecimiento de hongos o matarlos

antiseptisch
Se refiere al efecto germicida o inhibidor sobre microorganismos como bacterias y hongos

Calendula officinalis
Nombre latino de la caléndula, que pertenece a la familia de las asteráceas y es originaria de la región mediterránea

Hypericum perforatum
Nombre latino del hipérico, un indicador de escasez que pertenece a la familia de las hipéricáceas

Plantago lanceolata
Nombre latino del llantén, una hierba perenne de la familia de las plantagáceas con hojas características en forma de lanza

Resumen - 2. 1. Herbolaria

- El tomillo contiene aceites esenciales con propiedades mucolíticas y antibacterianas, la dosis es de 2-3 g de hierba seca por cada 100 kg de peso corporal.
- El curcumina soluble en agua reduce de manera comprobada la producción de compuestos de oxígeno dañinos en las vías respiratorias.
- Los aceites esenciales pueden reducir de manera específica los gérmenes patógenos y al mismo tiempo promover el crecimiento de bacterias intestinales beneficiosas.
- La alfalfa actúa como un amortiguador natural en el tracto digestivo y debe administrarse idealmente antes del alimento concentrado.
- Echinacea purpurea aumenta de manera comprobada la actividad de las células inmunitarias y mejora tanto la defensa inmunitaria celular como la humoral.
- Glycyrrhiza glabra activa macrófagos y granulocitos para apoyar la defensa natural del cuerpo.
- Moringa oleifera muestra propiedades inmunoestimulantes prometedoras y ha demostrado ser especialmente eficaz en la recuperación.
- Una mezcla base comprobada para el fortalecimiento del sistema inmunológico consiste en un 40% de Echinacea purpurea, un 30% de Origanum vulgare y un 30% de Glycyrrhiza glabra.
- Los fitoquímicos como flavonoides, saponinas y alcaloides contribuyen significativamente al efecto inmunoestimulante de las plantas medicinales.
- El hipérico muestra propiedades antibacterianas y de curación de tejidos en el tratamiento de cortes, rasguños y heridas postoperatorias.
- La mirra actúa de manera antifúngica y antiséptica en el tratamiento de heridas.

2. 2. Fisioterapia

¿Cómo podemos apoyar de manera óptima los procesos naturales de curación del cuerpo del caballo? ¿Qué papel juega la fisioterapia como enfoque de tratamiento holístico? Estas preguntas preocupan tanto a terapeutas, veterinarios como a propietarios de caballos cuando se trata de la salud y rehabilitación de los caballos. La fisioterapia en caballos abarca diversos métodos de tratamiento que actúan de manera específica sobre el aparato locomotor, el sistema nervioso y los procesos metabólicos. Desde la terapia manual clásica hasta técnicas innovadoras de vendaje y formas especializadas de masaje, ofrece un amplio espectro de posibilidades para prevenir y tratar molestias. Mientras que algunos de estos métodos se basan en conocimientos empíricos de miles de años, los modernos hallazgos científicos han llevado a una comprensión más profunda de sus mecanismos de acción. La integración de estos conocimientos en la aplicación práctica permite hoy en día un tratamiento preciso y efectivo de diversos problemas de salud en caballos. Los siguientes apartados iluminan las técnicas fisioterapéuticas más importantes en detalle y muestran cómo pueden complementarse entre sí para lograr resultados óptimos en el tratamiento.

„La terapia manual no solo promueve la circulación sanguínea y alivia las tensiones musculares, sino que también apoya el drenaje linfático en el cuerpo del caballo.“

2. 2. 1. Terapia manual

a terapia manual es un componente central del tratamiento fisioterapéutico de los caballos y abarca diversas técnicas que son realizadas por terapeutas capacitados con las manos [s77]. Esta forma de terapia tiene como objetivo corregir las limitaciones de movimiento y restaurar la funcionalidad del aparato locomotor. Un aspecto esencial de la terapia manual es el masaje, que tiene varios efectos positivos en el cuerpo del caballo. Promueve la circulación sanguínea, alivia las tensiones musculares y apoya el drenaje linfático [s78]. Al realizar un masaje, es importante proceder de manera sistemática y observar cuidadosamente las reacciones del caballo. Los terapeutas generalmente comienzan con caricias suaves y superficiales, aumentando gradualmente la presión de acuerdo con las necesidades individuales del caballo [s79]. La relajación miofascial representa una forma especial de terapia manual. En este caso, se aplica presión específica sobre el tejido conectivo (fascias) para liberar adherencias y mejorar la movilidad [s78]. Esta técnica requiere un especial tacto, ya que el tratamiento puede ser a veces incómodo para el caballo. Los terapeutas experimentados ajustan continuamente la intensidad según las reacciones del caballo [s80]. Otro componente importante son los ejercicios de estiramiento específicos. Estos ayudan a restaurar la longitud muscular normal y prevenir rigideces [s78]. Los estiramientos deben realizarse siempre de manera lenta y controlada. Un ejemplo práctico es la presentación cuidadosa de una pata delantera, manteniendo la pata en la posición durante aproximadamente 30 segundos para lograr un estiramiento efectivo de los músculos de la parte posterior del hombro. La movilización articular es otra técnica central de la terapia manual [s81]. Se realizan movimientos pasivos de las articulaciones para mejorar su movilidad y optimizar la lubricación articular [s78]. Esta técnica requiere conocimientos anatómicos sólidos y debe ser realizada exclusivamente por profesionales capacitados. La Terapia NeuroSomática representa un enfoque integrador, donde se analizan y corrigen patrones estructurales y biomecánicos [s82]. Esta forma de terapia es especialmente efectiva en casos de molestias crónicas y considera la compleja interacción entre músculos, tendones y ligamentos. Los modernos centros de fisioterapia combinan a menudo la terapia manual con herramientas tecnológicas como análisis de movimiento en video [s83]. Esto permite una documentación precisa de los avances en el tratamiento y un ajuste continuo de la terapia. Para el éxito a largo plazo del tratamiento, el seguimiento es de gran importancia. Los terapeutas a menudo desarrollan programas de ejercicios individuales que los propietarios de caballos pueden realizar entre las sesiones [s79]. Estos pueden consistir, por ejemplo, en simples ejercicios de estiramiento o secuencias de movimiento controladas. La efectividad de la terapia manual se basa en diversos mecanismos fisiológicos. Además de los efectos mecánicos directos sobre los tejidos y las articulaciones, también se han demostrado influencias sobre los niveles hormonales, la <u>actividad parasimpática</u> y la circulación sanguínea [s77]. Esto explica el efecto holístico del tratamiento sobre el organismo. Un terapeuta profesional adapta siempre el tratamiento de manera individual al caballo en cuestión, considerando factores como la edad, la condición y posibles enfermedades previas [s79]. La duración e intensidad del tratamiento se modifican según las reacciones del caballo para lograr resultados óptimos.

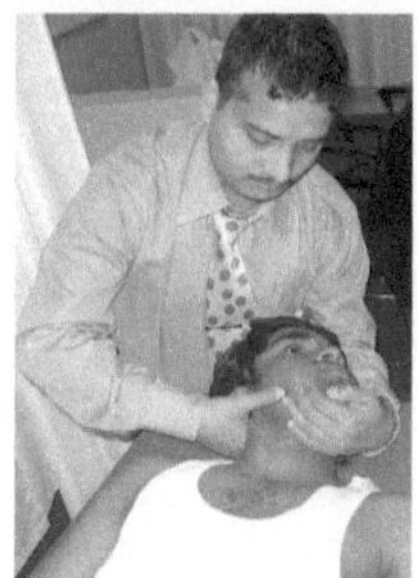

Movilización articular [i44]

parasimpático

Parte del sistema nervioso autónomo, responsable de la recuperación y regeneración del cuerpo. También se le conoce como 'nervio de reposo' y promueve la digestión y la relajación.

miofascial

Se refiere al tratamiento de los músculos y sus capas de tejido conectivo circundantes. La terapia se basa en el reconocimiento de que estas capas de tejido forman una red interconectada en todo el cuerpo.

Terapia NeuroSomática

Un método de tratamiento holístico que utiliza la conexión entre el sistema nervioso y las estructuras corporales. Se desarrolló en la década de 1980 y combina elementos de varios enfoques de terapia manual.

2. 2. 2. Vendaje kinesiológico

l vendaje kinesiológico se ha establecido como un método de tratamiento innovador y efectivo en la salud equina. Esta técnica, que se origina en la medicina humana, utiliza cintas elásticas que han sido diseñadas específicamente para aplicaciones terapéuticas [s84]. La particularidad radica en la composición del material, que, en su grosor y elasticidad, se asemeja a la capa superficial de la piel, permitiendo así una interacción óptima con los tejidos. En caballos, el vendaje kinesiológico tiene un amplio espectro de aplicación. Se utiliza con éxito en problemas de tendones y ligamentos, disfunciones articulares, así como para el tratamiento de hinchazones y desalineaciones espinales [s85]. Un ejemplo práctico es el tratamiento de una yegua con problemas de espalda: mediante la colocación específica de cintas a lo largo de la musculatura dorsal, no solo se mejoró la movilidad, sino que también se logró un estado de ánimo notablemente más positivo en el caballo. El mecanismo de acción del vendaje kinesiológico se basa en varios principios. Gracias a las propiedades elásticas del material, se genera un suave efecto de elevación de la piel, que influye en las capas de tejido subyacentes [s84]. Esta micromanipulación conduce a una mejor circulación sanguínea y apoya el drenaje linfático, lo que es especialmente beneficioso en casos de hinchazón y edemas. Por ejemplo, en un caballo con hinchazón articular, la cinta puede aplicarse utilizando una técnica linfática específica, lo que activa el proceso de curación. Otro aspecto importante es el efecto <u>proprioceptivo</u> del vendaje. A través de la estimulación constante y suave de los receptores cutáneos, se mejora la conciencia corporal del caballo [s85]. Esto es especialmente valioso en la corrección de errores posturales o para apoyar la rehabilitación tras lesiones. Por ejemplo, en un caballo con problemas en el hombro, el vendaje específico puede optimizar la activación muscular y influir positivamente en el patrón de movimiento. La aplicación del vendaje kinesiológico requiere conocimientos sólidos y experiencia práctica. Los terapeutas deben no solo dominar las diferentes técnicas de vendaje, sino también tener un profundo entendimiento de la anatomía y biomecánica equina [s86]. En formaciones especializadas, aprenden la correcta colocación de las cintas, la selección de las técnicas adecuadas y la evaluación de la situación individual del caballo. Es especialmente destacable la versatilidad del vendaje kinesiológico. Puede utilizarse tanto en la fase aguda de una lesión como en problemas crónicos [s84]. Además, el método se combina excelentemente con otras técnicas fisioterapéuticas. Un ejemplo práctico es la combinación de técnicas manuales con vendaje de apoyo, lo que a menudo prolonga los éxitos del tratamiento. La aplicación se lleva a cabo siempre siguiendo un enfoque sistemático: primero se realiza un análisis exhaustivo del problema, luego se selecciona la técnica de vendaje adecuada y se coloca la cinta teniendo en cuenta la anatomía y los patrones de movimiento individuales del caballo [s87]. La efectividad debe ser monitoreada continuamente para poder realizar ajustes si es necesario. Otra ventaja del vendaje kinesiológico es la posibilidad de una prolongada acción terapéutica entre las citas de tratamiento [s84]. La cinta puede permanecer en el caballo durante varios días, dependiendo de la aplicación y la compatibilidad cutánea, apoyando continuamente el proceso de curación. Esto es especialmente valioso en el tratamiento de quejas crónicas o en la fase de rehabilitación tras lesiones.

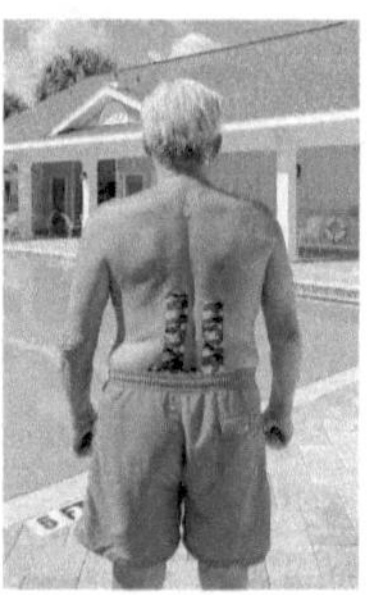

vendaje neuromuscular [i45]

Glosario

proprioceptivo
Se refiere a la percepción del propio cuerpo en el espacio a través de células sensoriales especiales en músculos, tendones y articulaciones. Esta percepción es importante para el equilibrio y la coordinación.

2. 2. 3. Técnicas de masaje

a terapia de masaje en caballos abarca diversas técnicas especializadas que se utilizan de manera específica para promover la salud y el rendimiento del animal [s88]. A diferencia de las caricias superficiales, se trata de métodos de tratamiento sistemáticos que requieren conocimientos anatómicos sólidos.

Una técnica central es el <u>Shiatsu</u>, una forma de masaje originaria de Japón. En este caso, se aplica presión específica con los dedos, manos, codos e incluso rodillas sobre puntos específicos a lo largo de los canales de energía (<u>Meridianos</u>) [s88]. Un terapeuta experimentado puede, por ejemplo, liberar bloqueos en un caballo con tensión en la musculatura de la espalda trabajando sistemáticamente a lo largo de los meridianos de la vejiga. El tratamiento siempre comienza de manera

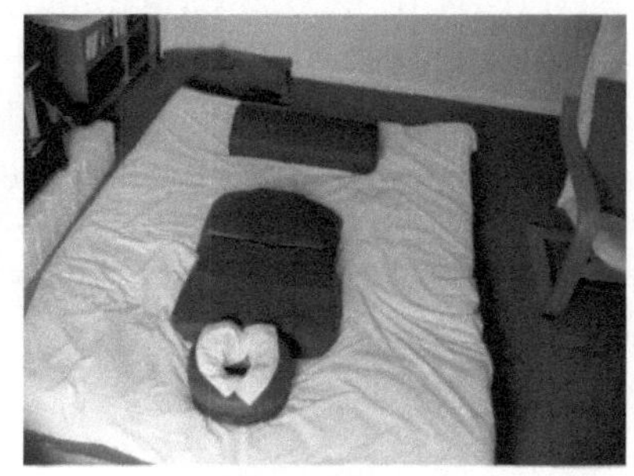

Shiatsu [i46]

suave y se ajusta en intensidad a las reacciones del caballo. La <u>acupresión</u> representa otra técnica de masaje importante, en la que se aplica presión con las yemas de los dedos sobre ciertos puntos del cuerpo [s88] [s89]. Estos puntos corresponden a los puntos de acupuntura conocidos en la medicina tradicional china. Un ejemplo práctico de aplicación es el tratamiento del punto "Vejiga 60" en la parte posterior de la pierna para aliviar tensiones en la musculatura lumbar. El terapeuta aplica una presión suave y circular durante aproximadamente 30-60 segundos. Particularmente en caballos jóvenes, se ha demostrado que una combinación de diversas técnicas de masaje es beneficiosa [s90]. Especialmente durante las fases de crecimiento, los tratamientos regulares pueden ayudar a equilibrar las cargas unilaterales y desarrollar una mejor conciencia corporal. Un protocolo de tratamiento típico podría consistir, por ejemplo, en un masaje de Shiatsu de 15 minutos seguido de acupresión específica en puntos relevantes. El efecto terapéutico de los masajes se basa en diversos mecanismos fisiológicos [s91]. Además de la influencia mecánica directa sobre los tejidos, también se consideran aspectos energéticos. El tratamiento tiene como objetivo liberar bloqueos y armonizar el flujo de energía en el cuerpo. Esto puede tener un efecto positivo en la calidad del movimiento y el bienestar general del caballo. Para el éxito sostenible del tratamiento, la frecuencia e intensidad adecuadas de los masajes son decisivas [s88]. En problemas agudos, pueden ser útiles varios tratamientos por semana, mientras que para la prevención, a menudo son suficientes sesiones mensuales. Un plan de tratamiento individual considera factores como la edad, el tipo de uso y posibles enfermedades previas del caballo. La integración de técnicas de masaje en un concepto terapéutico holístico ha demostrado ser especialmente efectiva [s90]. En este caso, los masajes se combinan con ejercicios de acondicionamiento específicos. Un ejemplo sería el masaje de la musculatura del hombro antes de practicar ejercicios de estiramiento para optimizar la movilidad. La efectividad del tratamiento se puede verificar mediante la documentación regular de los progresos. Los terapeutas prestan especial atención a los cambios en la tensión muscular, la calidad del movimiento y el comportamiento general del caballo. Estas observaciones se incorporan a la planificación del tratamiento posterior y permiten una optimización continua de la terapia.

Glosario

Acupresión

Un método de curación en el que se pueden aliviar molestias mediante presión con los dedos en ciertos puntos del cuerpo, basado en el mismo principio que la acupuntura, pero sin agujas

Meridiano

Canales de energía invisibles en el cuerpo que, según la medicina oriental tradicional, transportan la energía vital y conectan una red de más de 360 puntos

Shiatsu

Un método de tratamiento holístico de la medicina tradicional japonesa que se basa en la teoría de la energía vital 'Ki' y activa las fuerzas de autocuración mediante presión suave a profunda

Resumen - 2. 2. Fisioterapia

- La terapia manual combina masaje, relajación miofascial y movilización articular para restaurar la funcionalidad del aparato locomotor.

- La terapia NeuroSomática analiza y corrige patrones estructurales y biomecánicos en casos de molestias crónicas.

- Los modernos centros de fisioterapia utilizan análisis de movimiento en video para la documentación precisa de los progresos en el tratamiento.

- La terapia manual influye de manera comprobada en los niveles hormonales, la actividad parasimpática y la circulación sanguínea.

- El vendaje kinesológico utiliza tiras elásticas que se asemejan en grosor y elasticidad a la capa de la piel.

- La micromanipulación a través del vendaje mejora la circulación sanguínea y el drenaje linfático mediante un efecto de elevación de la piel.

- El efecto propioceptivo del vendaje optimiza la conciencia corporal a través de la estimulación constante de los receptores cutáneos.

- El masaje Shiatsu trabaja sistemáticamente a lo largo de los meridianos aplicando presión con los dedos, manos, codos y rodillas.

- La acupresión trata puntos específicos como "Vejiga 60" para la liberación focalizada de tensiones.

- La integración de técnicas de masaje con ejercicios de acondicionamiento muestra una efectividad terapéutica particular.

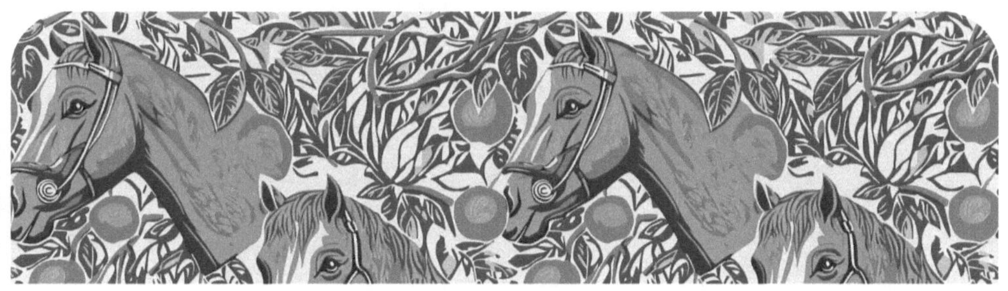

2. 3. Terapias Alternativas

a búsqueda de formas de terapia efectivas y compatibles para caballos ocupa tanto a veterinarios como a propietarios de caballos. Mientras que la medicina convencional ofrece métodos de tratamiento indispensables, el interés por enfoques terapéuticos complementarios crece constantemente. Pero, ¿qué métodos de tratamiento alternativos se han establecido en la medicina equina? ¿Cómo se puede clasificar científicamente su efectividad? ¿Y qué papel pueden desempeñar en el concepto general de la salud equina? Los siguientes apartados analizan cuatro formas de terapia alternativa significativas: acupuntura, osteopatía, homeopatía y terapia con flores de Bach. Cada uno de estos métodos se basa en fundamentos teóricos y experiencias prácticas propias. Un análisis objetivo de sus posibilidades y limitaciones ayuda a los propietarios de caballos y terapeutas a tomar decisiones fundamentadas para el bienestar de sus animales.

„La acupuntura promueve de manera comprobada la liberación de células madre mesenquimatosas en el torrente sanguíneo, que a su vez producen proteínas antiinflamatorias y opioides endógenos.“

2. 3. 1. Acupuntura

a acupuntura, un antiguo método de curación de China, está ganando cada vez más importancia en la medicina equina moderna [s92]. Como parte de la Medicina Veterinaria Tradicional China (MVTC), se basa en el concepto de Qi - la energía del cuerpo - y tiene como objetivo establecer un equilibrio armónico en el organismo [s93]. En la práctica, se colocan agujas muy finas en puntos específicos del cuerpo. Estos puntos de acupuntura se caracterizan por una concentración especialmente alta de terminaciones nerviosas libres, arteriolas, células cebadas y vasos linfáticos [s93]. Investigaciones científicas han demostrado que la estimulación de estos puntos conduce a una mayor liberación de endorfinas, sustancias antiinflamatorias y hormonas [s94]. Un enfoque particularmente innovador es la electroacupuntura, en la que se aplica una corriente eléctrica débil entre dos agujas [s92]. Esta variante moderna promueve de manera comprobada la liberación de células madre mesenquimatosas (MSCs) en el torrente sanguíneo, que a su vez producen proteínas antiinflamatorias y opioides endógenos [s95]. El espectro de aplicación de la acupuntura en caballos es notablemente amplio. En la medicina reproductiva, se utiliza con éxito para problemas como anoestrus, infecciones uterinas o disminución de la libido en sementales [s96]. En el tratamiento de enfermedades respiratorias, incluida el asma, la acupuntura muestra resultados prometedores [s97]. Se ha demostrado especialmente eficaz en trastornos musculoesqueléticos como rigidez en el cuello, dolor de espalda y cambios artríticos [s92]. Una sesión típica de tratamiento dura aproximadamente una hora, durante la cual la mayoría de los caballos toleran bien el procedimiento y se relajan. En algunos casos, una ligera sedación puede ser útil [s92]. Para el éxito del tratamiento, generalmente se requieren al menos tres sesiones [s92]. Un terapeuta experimentado realizará un exhaustivo examen miofascial antes de comenzar el tratamiento e identificará posibles puntos gatillo [s92]. Experiencias prácticas muestran que la acupuntura es especialmente efectiva cuando se utiliza como terapia complementaria al tratamiento convencional [s98]. Por ejemplo, puede acortar el tiempo de curación de lesiones en tendones o aumentar la eficacia de las terapias clásicas del dolor [s93]. En enfermedades crónicas como la artrosis, muchos propietarios de caballos informan de una mejora significativa en la movilidad de sus animales y una reducción en la necesidad de medicamentos para el dolor. Un aspecto importante de la

MVTC es la consideración individual de cada caballo. Según este concepto, cada animal tiene una personalidad específica relacionada con los cinco elementos, que debe tenerse en cuenta al planificar el tratamiento [s93]. Basándose en esto, el terapeuta elabora un plan de tratamiento personalizado que puede incluir diversas técnicas como la acupuntura clásica, la electroacupuntura, aquapuntura o el masaje de puntos de acupuntura [s93]. Para los propietarios de caballos, es importante entender que la acupuntura no es una terapia milagrosa y no debe utilizarse como único método de tratamiento [s97]. Más bien, despliega su mejor efecto como parte de un concepto terapéutico integral que incluye tanto métodos de tratamiento tradicionales como modernos [s98]. El creciente número de centros especializados y terapeutas calificados [s99] hace que esta valiosa forma de terapia sea hoy accesible para muchos propietarios de caballos.

Glosario

Anoestrus
Una fase de inactividad sexual en yeguas, en la que no aparecen síntomas de celo

Aquapuntura
Una variante de la acupuntura en la que se inyectan líquidos en los puntos de acupuntura

Arteriola
Pequeñas arterias con un diámetro de 0,04 a 0,1 milímetros que regulan el flujo sanguíneo en los tejidos

Célula cebada
Células inmunitarias especiales que almacenan importantes mensajeros y pueden liberarlos según sea necesario

Endorfina
Analgesicos endógenos, también conocidos como 'hormonas de la felicidad', que aumentan el bienestar

Miofascial
Se refiere a la conexión entre los músculos y el tejido conectivo que los rodea

Célula madre mesenquimatosa
Células especiales en el cuerpo que pueden desarrollarse en diferentes tipos de tejidos como hueso, cartílago o tejido muscular

Punto gatillo
Nudos dolorosos en la musculatura que pueden causar dolor irradiado al ser tocados

Qi

Una energía vital fundamental según la concepción china, que fluye a través de canales invisibles (meridianos) en el cuerpo y controla sus funciones

2. 3. 2. Osteopatía

La <u>Osteopatía</u> es una forma de terapia manual holística que considera al cuerpo como una unidad funcional y se basa en procesos de curación naturales [s100]. En los caballos, este método de tratamiento ha demostrado ser especialmente valioso, ya que no requiere intervenciones invasivas ni medicamentos adicionales [s101]. Los principios fundamentales del tratamiento osteopático se basan en la suposición de que todos los sistemas del cuerpo están en una estrecha interrelación. El terapeuta utiliza sus manos entrenadas para palpar y tratar disfunciones en el aparato locomotor, los órganos internos y el sistema nervioso. Se emplean técnicas suaves que activan las fuerzas de autocuración del cuerpo. Un aspecto esencial de la osteopatía equina es el examen inicial exhaustivo. El terapeuta observa primero al caballo en reposo y en movimiento para identificar asimetrías o limitaciones de movimiento. Luego, se

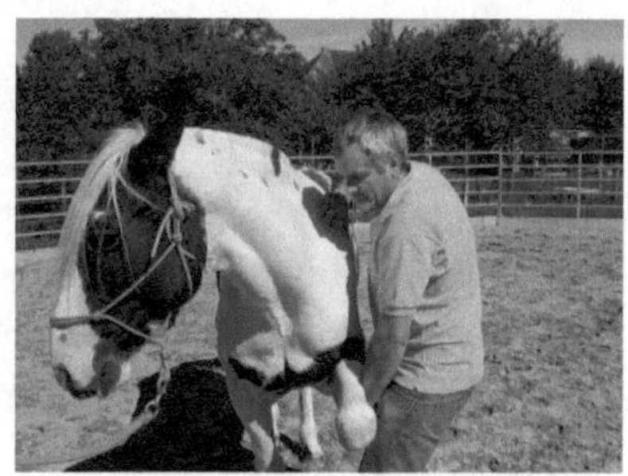

Osteopatía [i47]

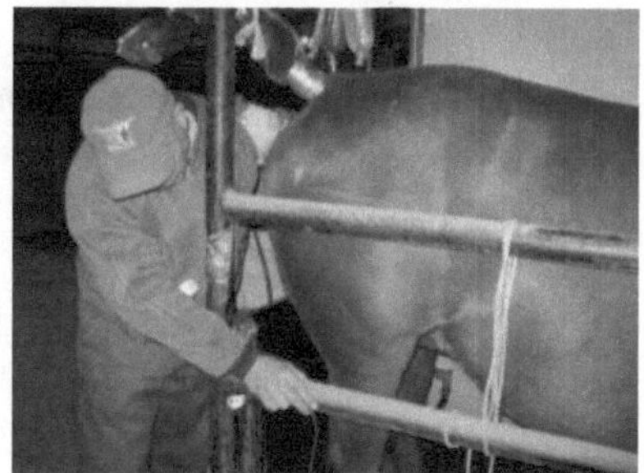

Palpación [i48]

realiza una <u>palpación</u> sistemática de todo el cuerpo. La reacción del caballo a ciertos toques es particularmente reveladora: un retroceso o evasión puede indicar áreas dolorosas. El tratamiento en sí incluye diversas técnicas como movilizaciones suaves, movimientos rítmicos y técnicas de impulso específicas. Un osteópata experimentado, por ejemplo, no solo tratará la región dolorosa evidente en un caballo con problemas de espalda, sino que también buscará posibles causas en otras áreas del cuerpo. Por ejemplo, desalineaciones en la pelvis pueden llevar a tensiones en la espalda. Estudios científicos demuestran los efectos positivos del tratamiento osteopático. Se ha comprobado que la terapia puede aumentar el umbral <u>nociceptivo</u> en caballos con y sin dolor de espalda [s101]. Esto significa prácticamente una mejor tolerancia al dolor y mayor movilidad. Los beneficios del tratamiento osteopático son diversos. Además de mejorar el estado general de salud y el bienestar emocional, los caballos tratados se benefician de una mejor movilidad articular y una recuperación optimizada tras lesiones [s102]. Especialmente interesante para los caballos de deporte es la posibilidad de aumentar el rendimiento y minimizar el riesgo de lesiones mediante tratamientos osteopáticos regulares. Un aspecto importante de la osteopatía equina moderna es la integración de la Osteopatía Craneal [s102]. Esta forma sutil de tratamiento se ocupa de los movimientos finos de los huesos del cráneo y su influencia en todo el sistema. Especialmente en casos de miedo a la cabeza o tras tratamientos dentales, esta técnica específica puede ser muy útil. Para un tratamiento exitoso, la colaboración entre el osteópata, el veterinario y el propietario del caballo es esencial. El propietario debe seguir algunas reglas básicas de comportamiento después del tratamiento: el caballo no debe realizar trabajo intenso durante 24-48 horas, pero un ligero movimiento es beneficioso. También se debe trabajar en suelo blando para permitir que el cuerpo se reorganice. La organización profesional de osteópatas equinos, fundada en 2013, contribuye al desarrollo continuo de esta forma de terapia a través de la investigación y la formación [s100]. Esto garantiza altos estándares de calidad y una mejora continua de los métodos de tratamiento. Es importante que los propietarios de caballos sepan que la osteopatía puede utilizarse tanto de forma preventiva como terapéutica. Los chequeos regulares pueden ayudar a identificar y tratar problemas antes de que se manifiesten. En caso de molestias agudas, se recomienda primero una evaluación veterinaria antes de utilizar el tratamiento osteopático como terapia complementaria.

Glosario

nociceptivo

Se refiere a la percepción de estímulos potencialmente dañinos para los tejidos (dolorosos) a través de células nerviosas especiales llamadas nociceptores.

Osteopatía

Un método de curación desarrollado por Andrew Taylor Still en el siglo XIX, que se basa en la suposición de que el cuerpo es capaz de autocurarse cuando todas las estructuras son óptimamente móviles.

Palpación

Una técnica de examen médico en la que se palpan sistemáticamente con las manos las estructuras, la textura y los estados de tensión del cuerpo.

2. 3. 3. Homeopatía

a homeopatía como forma de terapia complementaria en la medicina equina es objeto de controversia. Mientras que algunos terapeutas y propietarios de caballos informan sobre experiencias positivas, organizaciones veterinarias como el Royal College of Veterinary Surgeons y la British Veterinary Association advierten sobre la precaución en su aplicación [s103]. Un principio central del tratamiento homeopático es la terapia individual. En este enfoque, no se consideran principalmente los síntomas de la enfermedad, sino la totalidad del comportamiento del caballo, incluidas sus conductas, preferencias y aversiones, en la búsqueda del remedio [s104]. Esta perspectiva holística puede ser especialmente relevante en el tratamiento de trastornos de comportamiento. Resultados interesantes se muestran en un estudio sobre el tratamiento de comportamientos estereotipados en caballos. Aquí se seleccionaron remedios homeopáticos específicos de acuerdo con la constitución individual y el problema de comportamiento correspondiente. La aplicación diaria condujo a mejoras medibles en el comportamiento de los animales [s105]. En la práctica, es importante que los propietarios de caballos administren los remedios de manera regular y según un esquema establecido. La documentación de los cambios de comportamiento en un diario de terapia puede ser muy útil. Un informe de caso notable describe el tratamiento exitoso de un caballo con cicatrización de heridas resistente a la terapia. Después de un tratamiento convencional fallido de una herida profunda en la pierna, la terapia alternativa condujo a una curación completa en cinco semanas. El seguimiento durante un año no mostró recaídas [s106]. Tales informes de casos individuales pueden proporcionar indicios importantes para futuras investigaciones, pero no sustituyen a estudios sistemáticos. La evaluación científica de la homeopatía en la medicina veterinaria es complicada. Numerosos estudios controlados aleatorios no han podido demostrar hasta ahora un efecto que supere el efecto placebo [s103]. Esto lleva a la recomendación de utilizar tratamientos homeopáticos únicamente como complemento a terapias basadas en evidencia y no como método de tratamiento único [s103]. Para los propietarios de caballos y terapeutas, es importante saber que la aplicación de remedios homeopáticos no debe reemplazar el tratamiento veterinario, sino complementarlo. En caso de enfermedades agudas o graves, siempre debe realizarse primero un diagnóstico veterinario. La decisión de optar o no por un tratamiento homeopático complementario debe tomarse en consulta con el veterinario tratante. Una base de datos creciente de estudios clínicos e informes de casos sobre homeopatía veterinaria sirve como recurso para la investigación futura [s107]. Dada la creciente resistencia a los antibióticos a nivel global, existe una necesidad urgente de investigaciones científicas de alta calidad para comprender mejor el papel de la homeopatía en la medicina equina moderna [s106]. Para la aplicación práctica, se recomienda un enfoque estructurado: primero, debe realizarse una <u>análisis</u> exhaustivo que capture no solo las quejas actuales, sino también el temperamento del caballo, sus hábitos de vida y enfermedades previas. La elección del remedio se realiza según el principio de similitud por un terapeuta calificado. El tratamiento requiere paciencia, pero puede llevar a resultados positivos si se lleva a cabo de manera consistente [s105].

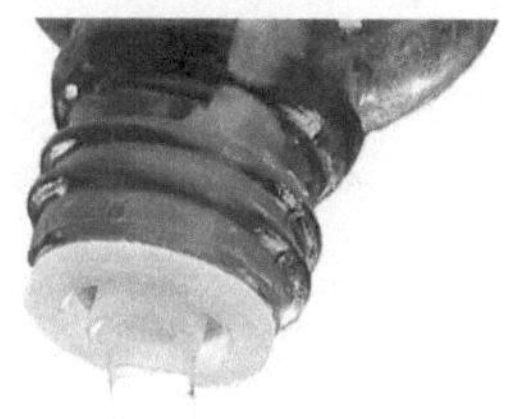

Homeopatía [i49]

Glosario

Análisis

La interrogación sistemática sobre la historia de una enfermedad, incluyendo todos los eventos de salud relevantes y circunstancias de vida

Constitución

La totalidad de las características físicas y psíquicas de un ser vivo que determinan su individualidad y resistencia

Homeopatía

Un método de curación alternativo fundado por Samuel Hahnemann, que se basa en el principio 'lo similar se cura con lo similar' y trabaja con sustancias activas altamente diluidas

2. 3. 4. Flores de Bach

as flores de Bach, desarrolladas en la década de 1930 por el Dr. Bach, representan una forma suave de terapia alternativa que se centra especialmente en la salud emocional de los caballos [s108]. El sistema se basa en 38 esencias florales diferentes, que se obtienen de plantas específicas, árboles y, en algunos casos, minerales [s109]. Estas esencias completamente no tóxicas pueden apoyar de manera natural el equilibrio emocional y físico del caballo. La idea fundamental de esta forma de terapia se basa en el enfoque holístico, que sostiene que las enfermedades físicas tienen una componente emocional y, por lo tanto, deben ser tratadas de manera integral [s110]. Esto convierte a las flores de Bach en una valiosa opción de terapia complementaria, especialmente en problemas de comportamiento y emocionales.

El espectro de aplicación en caballos es notablemente amplio. Las flores de Bach han demostrado ser especialmente efectivas en:
- Comportamiento de grooming excesivo
- Problemas de dominancia en el grupo
- Miedos a la separación
- Estados de shock
- Fases de recuperación tras operaciones [s110]

La aplicación práctica es sencilla. Las esencias pueden administrarse directamente en la lengua o encías del caballo, o añadirse al agua de bebida. La dosis recomendada es de dos a cuatro aplicaciones diarias [s109]. Al usarse en el agua de bebida, se recomiendan aproximadamente 10 gotas por recipiente de agua, siendo el riesgo de sobredosis considerado muy bajo [s111]. Una particularidad de la terapia con flores de Bach es la posibilidad de una combinación individual. Cada una de las 38 esencias florales se dirige a un estado emocional específico [s108]. Un terapeuta experimentado, tras un análisis exhaustivo del carácter del caballo y de la problemática presente, creará una combinación personalizada de diferentes esencias. La mezcla de rescate, una combinación especial de cinco esencias florales, ha demostrado ser especialmente efectiva en situaciones de estrés agudo. Ayuda a restaurar el equilibrio emocional y puede utilizarse, por ejemplo, antes de competiciones o transportes [s109]. Los primeros efectos suelen aparecer después de una a dos semanas de aplicación regular [s109].

Para obtener resultados sostenibles, se recomienda una duración de tratamiento de al menos tres meses [s112]. La terapia puede combinarse sin problemas con otras formas de tratamiento [s113], lo que la convierte en un valioso complemento a la medicina veterinaria convencional. Particularmente interesante es el uso de flores de Bach en la atención preventiva de la salud. Pueden ayudar a equilibrar desequilibrios emocionales de manera temprana, antes de que se manifiesten en síntomas físicos. Esto las convierte en una herramienta valiosa en la gestión integral de la salud de los caballos. La creciente aceptación de esta forma de terapia también se refleja en que cada vez más clínicas veterinarias y organizaciones de bienestar animal utilizan flores de Bach como una alternativa suave para apoyar a los animales con problemas emocionales [s113]. Se valora especialmente que la personalidad natural del caballo se mantenga y que solo se armonicen los patrones de comportamiento no deseados.

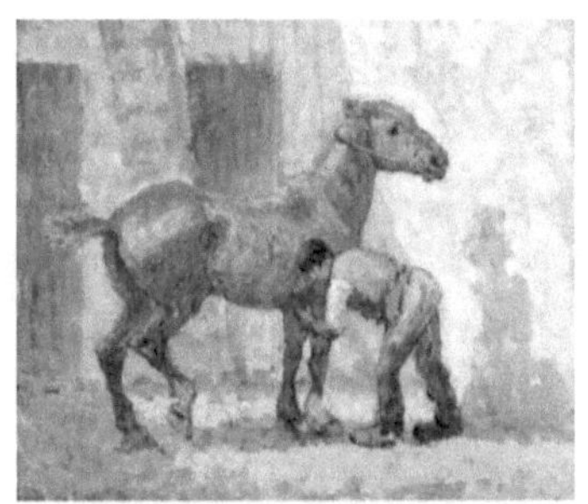

comportamiento de acicalamiento [i50]

Comportamiento de grooming

Comportamiento natural de cuidado en caballos, donde se acicalan mutuamente o se rascan. Sirve para el cuidado del pelaje y el vínculo social.

holístico

Perspectiva que considera todos los aspectos de un sistema como un todo, en lugar de analizarlos individualmente.

- La acupuntura conduce a la liberación de células madre mesenquimatosas y opioides endógenos.

- La electroacupuntura potencia el efecto terapéutico mediante corrientes eléctricas débiles entre las agujas.

- Los puntos de acupuntura presentan una alta concentración de arteriolas, mastocitos y vasos linfáticos.

- El tratamiento osteopático aumenta el umbral mecánico nociceptivo en caballos con dolor de espalda.

- La osteopatía craneal trata los movimientos sutiles de los huesos del cráneo y sus efectos sistémicos.

- Una palpación sistemática de todo el cuerpo del caballo permite identificar disfunciones.

- Los tratamientos homeopáticos han mostrado en estudios éxitos en comportamientos estereotipados basados en la constitución individual.

- La documentación de cambios de comportamiento en un diario de terapia es esencial para el tratamiento homeopático.

- Las flores de Bach consisten en 38 esencias florales diferentes y se centran principalmente en la salud emocional.

- La mezcla de Rescue, compuesta por cinco esencias florales específicas, se utiliza con éxito en situaciones de estrés agudo.

- El comportamiento excesivo de acicalamiento puede ser influenciado positivamente mediante una terapia de flores de Bach dirigida.

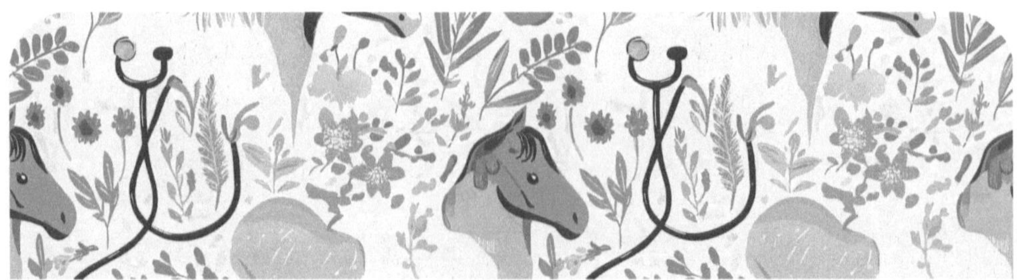

- Las hierbas medicinales como el tomillo y el eucalipto son efectivas en enfermedades respiratorias gracias a sus aceites esenciales.

- El curcumina soluble en agua reduce de manera comprobada la producción de compuestos de oxígeno dañinos.

- La combinación de menta y hinojo apoya sinérgicamente la disolución de mucosidad.

- El diente de león optimiza la producción de ácido gástrico y apoya los movimientos intestinales naturales.

- La alfalfa actúa como un amortiguador natural en el tracto digestivo y promueve la digestión de fibras.

- La relajación miofascial libera de manera específica adherencias en el tejido conectivo mediante presión controlada.

- La electroacupuntura promueve la liberación de células madre mesenquimatosas en el torrente sanguíneo.

- La osteopatía craneal trata los movimientos sutiles de los huesos del cráneo y sus efectos sistémicos.

- Los tratamientos homeopáticos han mostrado en estudios mejoras medibles en comportamientos estereotipados.

- Las flores de Bach apoyan de manera comprobada el equilibrio emocional, especialmente en situaciones de estrés como torneos.

- La mezcla de Rescue, compuesta por cinco flores de Bach específicas, ayuda de manera aguda a restaurar el equilibrio emocional.

- Si bien estos métodos de curación naturales muestran éxitos impresionantes, una atención médica básica fundamentada sigue siendo esencial; cómo debería ser exactamente, se explicará en el próximo capítulo.

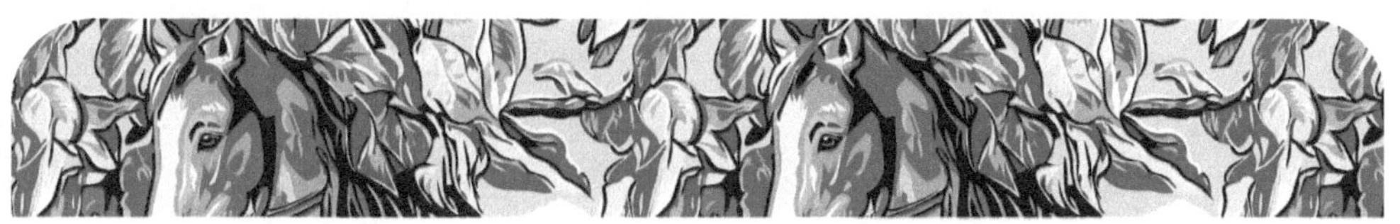

3. Atención Médica Básica

a atención médica básica de los caballos requiere un conocimiento sólido, una planificación cuidadosa y una acción rápida en caso de emergencia. Pero, ¿qué materiales deberían estar disponibles en un botiquín bien equipado en el establo? ¿Cómo se reconocen los primeros signos de cólico y qué medidas inmediatas deben tomarse? La prevención regular de la salud a través de vacunaciones, desparasitaciones y controles dentales constituye la base para una vida saludable del caballo. Surge la pregunta sobre la frecuencia óptima de estas medidas y su correcta ejecución. También el cuidado diario de los cascos juega un papel central, pero ¿qué aspectos deben tenerse en cuenta especialmente? Los siguientes capítulos proporcionan conocimientos esenciales sobre la atención médica básica de los caballos y ofrecen recomendaciones concretas para situaciones de emergencia. Porque solo quien está preparado y conoce las señales de advertencia más importantes puede reaccionar correctamente en el momento decisivo y ofrecer a su caballo la mejor atención posible.

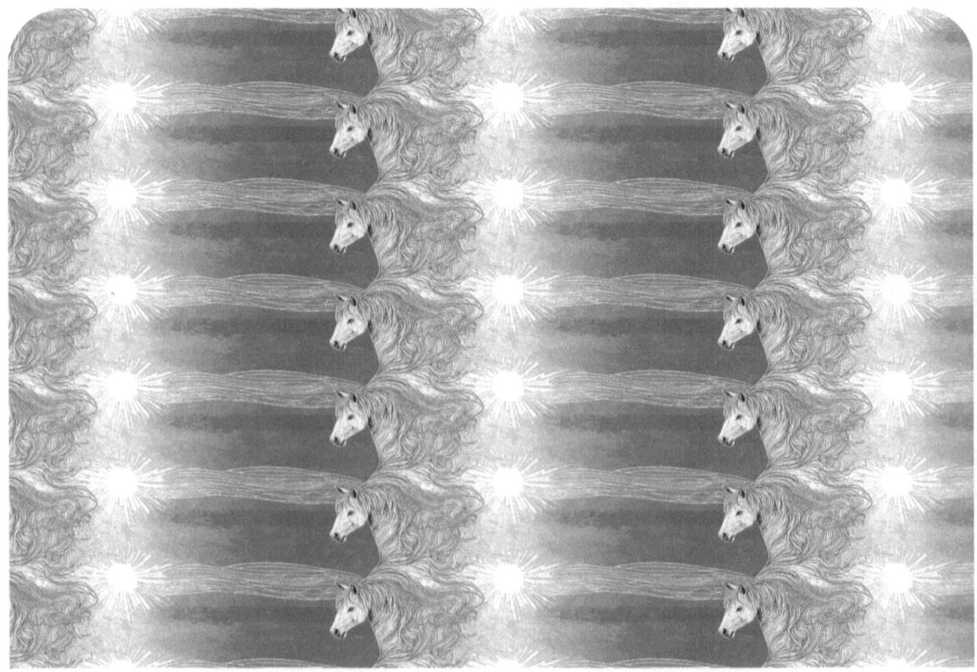

3. 1. Botiquín del Establo

a botiquín del establo es el núcleo de la atención médica básica en el establo de caballos. Pero, ¿qué debe incluir realmente? ¿Cómo se organizan de manera sensata los diferentes materiales? ¿Y qué aspectos legales deben tenerse en cuenta al almacenar medicamentos? Un botiquín bien pensado no solo permite una rápida atención inicial en caso de emergencia, sino que también apoya el cuidado diario de la salud de los caballos. La organización sistemática de material de vendaje, medicamentos y desinfectantes juega un papel central. Igualmente importante es el control regular de los inventarios y las fechas de caducidad. Las siguientes secciones muestran en detalle cómo configurar su botiquín de manera profesional y mantenerlo funcional de forma duradera, para que esté óptimamente preparado en caso de emergencia.

„Una botiquín de establo bien equipado es indispensable para cualquier propietario de caballos, ya que permite la atención inicial en caso de emergencia y apoya el cuidado diario de la salud.“

3. 1. 1. Equipamiento básico

n botiquín del establo bien equipado es indispensable para cualquier propietario de caballos, ya que permite la atención inicial en caso de emergencia y apoya el cuidado diario de la salud. El equipamiento básico debe ser cuidadosamente seleccionado y revisado regularmente [s114]. Los componentes esenciales incluyen, en primer lugar, materiales de vendaje. Esto abarca vendajes elásticos y no elásticos en diferentes anchos, compresas estériles, algodón para vendajes y vendajes autoadhesivos. Estos deben estar siempre disponibles en cantidades suficientes y en varios tamaños. Para el tratamiento de heridas, las soluciones antisépticas son imprescindibles. Se recomienda tener tanto desinfectantes que tiñen (por ejemplo, a base de yodo) como no tiñen, ya que algunas lesiones requieren un control regular de la herida, lo que podría verse dificultado por la piel teñida [s114]. Otro aspecto importante es la documentación y organización de los contactos de emergencia. Elabore una lista impermeable con todos los números de teléfono importantes, especialmente el de su veterinario y clínicas equinas cercanas. Esta lista debe estar bien visible en el botiquín del establo. Complementela con las direcciones de las instalaciones, para que en caso de emergencia no se pierda tiempo valioso buscando esta información [s115]. Para lesiones agudas, un paquete de hielo es indispensable [s115]. Mantenga tanto compresas frías instantáneas como paquetes de refrigeración reutilizables a mano. Estos deben estar disponibles en varios tamaños para poder enfriar eficazmente tanto lesiones pequeñas como áreas más grandes como las articulaciones. El almacenamiento de medicamentos requiere especial cuidado. Todos los fármacos deben guardarse en un armario cerrado, seco y fresco. Lleve un registro de los medicamentos disponibles, sus fechas de caducidad y áreas de aplicación. Revise esta lista mensualmente y reemplace los medicamentos caducados o que estén a punto de caducar a tiempo [s114]. Para situaciones de emergencia, es importante tener una reserva de alimento básico. Almacene suficiente heno para al menos tres días, así como una pequeña cantidad del alimento concentrado habitual. Asegúrese de que también haya suficiente agua disponible en caso de un posible corte de electricidad. Un suministro de al menos 30 litros por caballo debe estar siempre listo [s114]. Es especialmente importante el almacenamiento adecuado de todos los documentos. Cree un archivo impermeable en el que guarde copias de todos los documentos importantes: pasaporte equino, certificados de vacunación, resultados de laboratorio actuales y pruebas de propiedad. Escanee estos documentos y guárdelos digitalmente para tener acceso rápido en caso de emergencia [s114]. Se ha demostrado que establecer un sistema de organización claro es práctico. Divida el botiquín del establo en áreas claramente etiquetadas: materiales de vendaje, medicamentos, refrigeración y documentos. Etiquete todos los compartimentos de manera clara y elabore un plano de ubicación para que otras personas puedan encontrar todo rápidamente en caso de emergencia. El mantenimiento regular del botiquín del establo debe realizarse en un ritmo fijo. Establezca un calendario de mantenimiento y controle mensualmente el inventario, las fechas de caducidad y el estado de todos los materiales. Documente estas revisiones por escrito para mantener el control y poder solicitar suministros a tiempo.

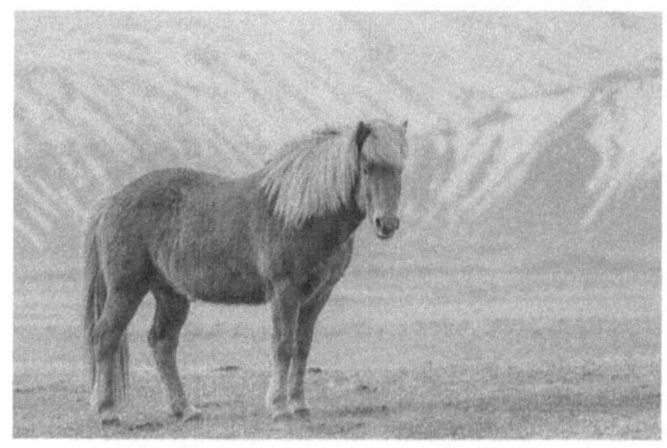

Medicamentos [i51]

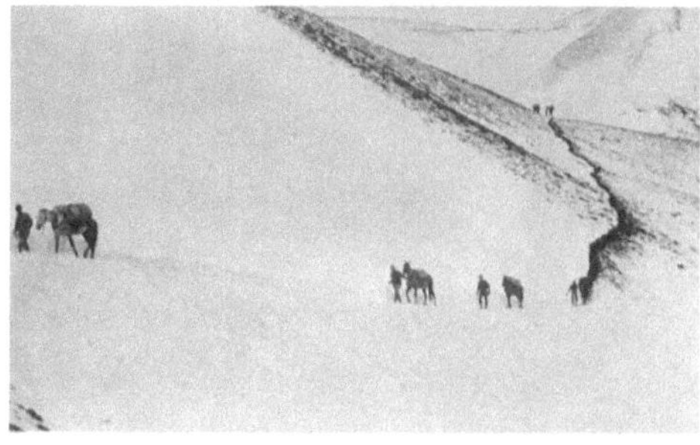

Bolsa de hielo [i52]

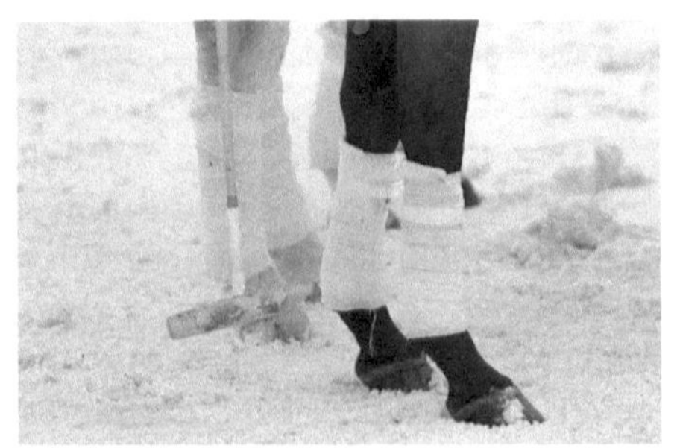

Material de vendaje [i53]

3. 1. 2. Material de vendaje

na atención profesional de heridas en caballos requiere material de vendaje de alta calidad y seleccionado adecuadamente. La correcta elección y aplicación de los diferentes materiales es crucial para el éxito de la curación. Para la atención básica de heridas, las compresas estériles en varios tamaños son imprescindibles. Estas deben estar empaquetadas individualmente para evitar contaminaciones. Al aplicarlas, se debe asegurar que la compresa cubra generosamente los bordes de la herida. Como regla práctica, la compresa debe sobresalir al menos 2-3 cm más allá de los bordes de la herida. El algodón de almohadillado juega un papel importante en la colocación de vendajes protectores. Distribuye la presión de manera uniforme y evita que las vendajes externas se claven. Especialmente en vendajes en las extremidades, un acolchado adecuado es esencial. El algodón debe aplicarse en varias capas, asegurando cada capa con una venda de fijación suelta. Las vendas elásticas son otro componente indispensable de los materiales de vendaje. Permiten un vendaje flexible pero estable. Al aplicarlas, la tensión correcta es decisiva: vendajes demasiado ajustados pueden afectar la circulación, mientras que los vendajes demasiado sueltos pueden deslizarse. Como orientación, el vendaje debe poder ser presionado aproximadamente un dedo de ancho. Las vendas autoadhesivas han demostrado ser especialmente efectivas para la fijación de vendajes. No se adhieren a la piel o al pelaje, pero se adhieren muy bien a sí mismas. Esto permite un agarre seguro sin necesidad de medios de fijación adicionales. Al aplicarlas, la venda debe enrollarse con una ligera tensión y de manera superpuesta. La frecuencia del cambio de vendaje depende del tipo y estado de la herida [s116]. Las heridas que exudan mucho requieren cambios más frecuentes que las lesiones secas y de buena curación. En cada cambio de vendaje, la herida debe limpiarse cuidadosamente con soluciones $1 [s117]. Para una limpieza suave, son especialmente adecuados los hisopos estériles o las toallas antisépticas. En casos especiales, también pueden ser necesarios los vendajes de yeso [s116]. Estos ofrecen máxima estabilidad y reducen significativamente la frecuencia de los cambios de vendaje. Sin embargo, los vendajes de yeso deben aplicarse solo bajo supervisión veterinaria, idealmente con monitoreo hospitalario del caballo. Para el almacenamiento adecuado del material de vendaje, un armario seco y libre de polvo es ideal. Todos los materiales deben guardarse en recipientes cerrados o en su empaque original. Un orden sistemático según el propósito de uso facilita la rápida localización en caso de necesidad. El control regular de los suministros es esencial. No solo se debe verificar la cantidad, sino también el estado de los materiales. Los materiales sucios o dañados deben ser descartados de inmediato. Como referencia para el equipo mínimo, se considera que debe haber al menos tres juegos completos de vendajes por caballo. Un consejo práctico para emergencias: empaquete un "kit de vendaje de primeros auxilios" en una caja impermeable que pueda llevar consigo en paseos. Este debe ser compacto pero completo y contener al menos compresas, una venda elástica y toallas antisépticas. La correcta documentación de los cambios de vendaje es importante para el seguimiento. Anote la fecha, los materiales utilizados y las observaciones sobre la curación de la herida. Esta información es especialmente valiosa para el veterinario tratante y permite una adaptación óptima del tratamiento.

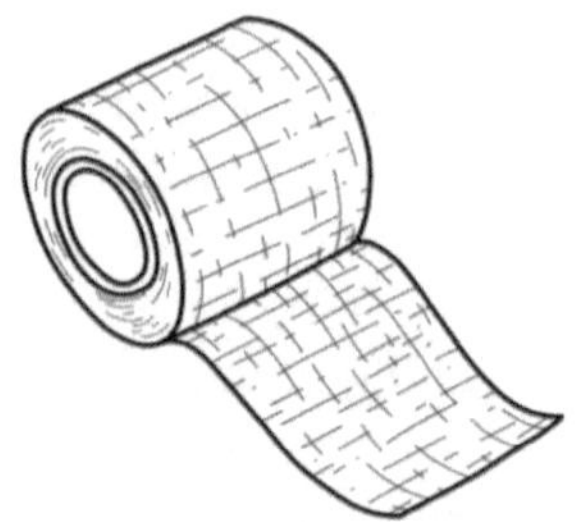

Vendas autoadhesivas [i54]

Glosario

Contaminación

Contaminación por patógenos u otras sustancias dañinas que pueden causar infecciones durante la atención de heridas

3. 1. 3. Medicamentos

l manejo y almacenamiento adecuado de los medicamentos en el botiquín del establo requiere especial cuidado y responsabilidad. En principio, los medicamentos solo deben ser utilizados y almacenados en consulta con el veterinario tratante [s118]. Esto es especialmente cierto para los medicamentos de prescripción. Un componente importante de la gestión de medicamentos es la desparasitación regular de los caballos. Para ello, se debe elaborar un plan de desparasitación individual que se base en la carga parasitaria de cada caballo. La eficacia del tratamiento antiparasitario se verifica mediante análisis de heces regulares, en los que se determina el número de huevos por gramo de heces (EPG) [s119]. En los potros, se comienza la desparasitación a partir de los dos meses de edad, aunque ciertos principios activos solo pueden utilizarse a partir del quinto mes de vida [s119]. Se debe tener especial cuidado al utilizar sedantes. Estos deben ser administrados exclusivamente por un veterinario y solo deben utilizarse cuando sea médicamente necesario [s120]. Antes de viajar o transportar, se debe ser especialmente cauteloso con la administración de medicamentos, ya que pueden ocurrir reacciones inesperadas. Una buena práctica es documentar el peso del caballo antes del viaje para poder evaluar mejor posibles cambios en su salud [s120]. Al adquirir medicamentos, es esencial utilizar únicamente fuentes de suministro reguladas y serias [s118]. Se debe evitar estrictamente el uso de medicamentos no aprobados o no autorizados por el veterinario. Esto también se aplica a los medicamentos que se desvían de su uso autorizado. Los veterinarios tienen la posibilidad de elegir entre un amplio espectro de medicamentos aprobados, condicionalmente aprobados o indicados [s121]. En ciertos casos, también pueden utilizarse medicamentos compactados, pero solo si estos provienen de productos aprobados o de la lista oficial de sustancias farmacéuticas a granel. Sin embargo, el uso de tales preparados debe limitarse a aquellos casos en los que no haya otras opciones de tratamiento aprobadas disponibles [s121].

Un consejo práctico para la organización de los medicamentos es llevar un libro de medicamentos. En él se deben documentar la siguiente información:
- Nombre del medicamento
- Número de lote
- Fecha de caducidad
- Indicación
- Dosis
- Fecha de aplicación
- Caballo tratado
- Éxito del tratamiento

El almacenamiento de los medicamentos debe realizarse bajo las condiciones especificadas por el fabricante. Muchos preparados requieren un ambiente fresco y oscuro. Un armario de medicamentos con cerradura y un área de refrigeración integrada ha demostrado ser eficaz en la práctica. El control regular de las fechas de caducidad y la eliminación inmediata de medicamentos caducados son esenciales. En el tratamiento de enfermedades respiratorias, se ha demostrado que la elección del antibiótico adecuado es crucial para el éxito del tratamiento [s122]. La decisión de un preparado específico debe basarse siempre en la experiencia del veterinario tratante y, en la medida de lo posible, en un <u>antibiograma</u>.

Glosario

Antibiograma

Una prueba de laboratorio para determinar la sensibilidad de las
bacterias a varios antibióticos, con el fin de identificar el tratamiento
más eficaz

EPG

Unidad de medida para determinar la infestación de parásitos, que
se obtiene mediante el análisis microscópico de las heces y sirve
como base para la estrategia de desparasitación

compactado

Medicamentos especialmente preparados y compactados que
permiten un mejor manejo o dosificación

Sustancia farmacéutica a granel

Materias primas farmacéuticas en grandes cantidades, que se
utilizan para la elaboración de medicamentos individuales por parte
de las farmacias

3. 1. 4. Desinfectantes

os desinfectantes juegan un papel central en el botiquín del establo y son indispensables para la salud de los caballos. La correcta selección y aplicación de estos productos es crucial para su efectividad [s123]. En general, se distinguen diferentes tipos de desinfectantes que deben seleccionarse según el área de aplicación y los requisitos. Los desinfectantes fenólicos han demostrado ser especialmente eficaces, ya que permanecen activos incluso en presencia de material orgánico como excrementos o bedding [s124]. Esto es especialmente importante, ya que muchos patógenos como rotavirus o salmonelas pueden sobrevivir en material orgánico [s125]. Para la higiene diaria del establo y en caso de brotes de enfermedades, se requiere un enfoque sistemático. Los cuatro pasos esenciales son: 1. Eliminación completa de todo el material orgánico 2. Limpieza con jabón y enjuague exhaustivo con agua 3. Secado completo de las superficies 4. Aplicación del desinfectante respetando el tiempo de contacto prescrito [s126] En el manejo de desinfectantes, la dosificación correcta es decisiva. Cada producto debe ser diluido y aplicado de acuerdo con las instrucciones del fabricante. Una concentración demasiado baja puede afectar la efectividad, mientras que una concentración demasiado alta puede ser perjudicial para la salud [s127]. En caso de un brote de enfermedad, se requieren medidas de higiene especiales. Los caballos infectados deben ser aislados y todas las superficies de contacto desinfectadas. Se deben utilizar herramientas separadas como escobas, palas y horquillas para las áreas infectadas [s128]. Para la higiene de manos entre contactos con caballos, son especialmente adecuados los iodóforos o desinfectantes de manos a base de alcohol [s128]. Los equipos requieren atención especial. Los frenos, cabezales y otras partes del equipo deben limpiarse y desinfectarse regularmente. Se ha demostrado que el siguiente procedimiento es eficaz: primero, limpieza mecánica exhaustiva, luego limpieza con un paño desinfectante adecuado o rociado con desinfectante y secado posterior con un paño limpio [s127].

Al seleccionar el desinfectante, se deben considerar varios factores:
- Espectro de acción contra patógenos específicos
- Compatibilidad con los materiales a desinfectar
- Biodegradabilidad
- Rentabilidad [s125]

Para el botiquín del establo, se recomienda tener a mano varios desinfectantes:
- Un preparado fenólico para la desinfección general del establo
- Un iodóforo para la desinfección de manos y limpieza de instrumentos
- Un desinfectante de manos a base de alcohol para una rápida desinfección intermedia

El almacenamiento adecuado de los desinfectantes se realiza en un armario separado y cerrado, separado de medicamentos y material de vendaje. Todos los envases deben estar claramente etiquetados y la etiqueta original con las instrucciones de uso debe mantenerse [s127].

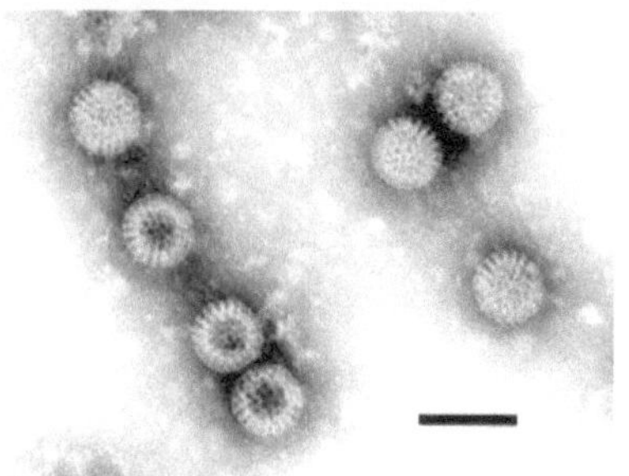

Rotaviren [i55]

Iodóforo

Una forma especial de desinfectante que contiene yodo en una conexión estable con una molécula portadora. Se tiñe de manera característica de color marrón y tiene una duración de acción especialmente prolongada.

Rotavirus

Un grupo de virus que pueden causar enfermedades diarreicas graves, especialmente en potros jóvenes. Son muy resistentes y pueden sobrevivir varios meses en el entorno.

Salmonela

Bacterias que pueden causar enfermedades graves del tracto gastrointestinal en caballos. Son especialmente peligrosas, ya que también pueden transmitirse a los humanos y pueden propagarse rápidamente en el establo.

Resumen - 3. 1. Botiquín del Establo

- La botiquín del establo requiere al menos tres juegos completos de vendajes por caballo.

- Los desinfectantes fenólicos siguen siendo efectivos incluso al contacto con material orgánico como la cama.

- La desparasitación en potros comienza a los dos meses de edad, ciertos principios activos solo están permitidos a partir del quinto mes de vida.

- Los medicamentos compactados solo deben provenir de productos aprobados o de la lista oficial de sustancias farmacéuticas a granel.

- Las compresas estériles deben sobresalir de los bordes de la herida entre 2 y 3 cm.

- La efectividad del tratamiento antiparasitario se controla mediante la determinación de EPG (huevos por gramo de heces).

- Se debe tener siempre un suministro de agua de al menos 30 litros por caballo.

- Los iodóforos son especialmente adecuados para la desinfección de manos entre contactos con caballos.

- La tensión del vendaje debe elegirse de manera que se pueda presionar aproximadamente un dedo de profundidad.

- En caso de brotes de enfermedades, se deben utilizar herramientas separadas como escobas y horquillas para las áreas infectadas.

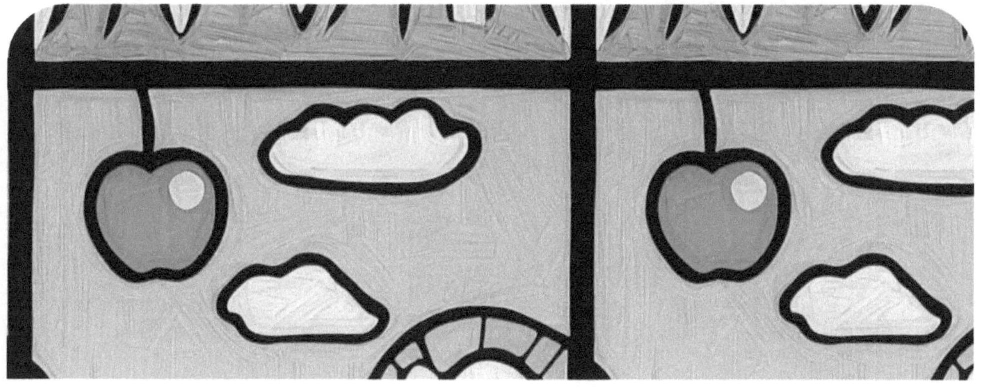

3. 2. Primeros Auxilios

n situaciones críticas, a menudo son minutos los que deciden sobre la salud o incluso la vida de un caballo. Pero, ¿cómo puede un propietario de caballos reconocer la gravedad de la situación? ¿Cuándo es necesario actuar rápidamente y cuándo una intervención apresurada podría empeorar la situación? Los primeros auxilios para caballos requieren tanto un conocimiento sólido como la capacidad de actuar con sensatez en situaciones de estrés. Desde el tratamiento adecuado de heridas hasta el reconocimiento temprano de signos de cólico y las medidas de emergencia que salvan vidas, la preparación adecuada y la comprensión de principios fundamentales pueden ser decisivas. Este capítulo proporciona conocimientos esenciales para los propietarios de caballos, para que puedan reaccionar de manera competente en situaciones de emergencia y, al mismo tiempo, reconocer sus propios límites. Las medidas presentadas se basan en los conocimientos veterinarios actuales y han sido adaptadas para su aplicación práctica.

„En la atención inicial de una herida, se debe colocar material fresco sobre el vendaje sanguinolento sin retirar el viejo, para no destruir los coágulos de sangre recién formados.“

3. 2. 1. Cuidado de heridas

a atención rápida y experta de las heridas es especialmente importante en los caballos, ya que estos animales son muy propensos a lesiones debido a su naturaleza [s129]. La gravedad de una herida puede ser engañosa: las lesiones grandes y que sangran profusamente a menudo parecen más dramáticas de lo que son, mientras que las pequeñas heridas cerca de las articulaciones o tendones pueden ser más graves [s130]. Al proporcionar atención inicial a una herida, es esencial mantener la calma y tranquilizar al caballo [s131]. Si es posible, el animal debe ser llevado a un establo limpio y seco o a un área tranquila. Un cubo de comida puede ayudar a distraer al caballo y mantenerlo tranquilo. Se recomienda contar con una segunda persona para apoyo antes de comenzar con la evaluación de la herida o los primeros auxilios. La curación de heridas se desarrolla en varias fases: inflamación, _migración celular_, deposición de tejido y contracción de la piel [s132]. Para permitir una curación óptima, las heridas deben ser suturadas idealmente dentro de las seis horas [s132]. En la atención inicial, se debe seguir el siguiente procedimiento: 1. En heridas sangrantes, aplicar presión uniforme con un vendaje estéril y absorbente. Importante: si el vendaje se empapa de sangre, colocar material fresco sobre él sin retirar el viejo, para no destruir los coágulos de sangre recién formados [s129]. 2. Después de detener la hemorragia, evaluar la herida en cuanto a su ubicación, profundidad y gravedad. Para la limpieza, se recomienda una solución salina al 0,9% [s132]. También se puede usar agua del grifo, aunque con precaución en heridas cerca de articulaciones o tendones [s132]. 3. En heridas muy sucias, se puede utilizar una solución de lavado antimicrobiana con yodo [s133]. El chorro de agua no debe ser demasiado fuerte para no empujar las impurezas más profundamente en la herida [s131].

Se debe consultar a un veterinario de inmediato en caso de:
- Hemorragias fuertes
- Heridas que atraviesan toda la grosor de la piel
- Lesiones cerca de articulaciones o tendones
- Estructuras más profundas visibles
- Heridas muy contaminadas [s130]

Hasta la llegada del veterinario, no se deben administrar analgésicos, ya que pueden dificultar la evaluación de la herida [s129]. También se debe evitar el uso de medicamentos tópicos inicialmente [s132]. Un vendaje adecuado de la herida consta de tres capas: 1. Capa primaria: contacto directo con la herida 2. Capa secundaria: acolchado 3. Capa terciaria: fijación y compresión [s129]

Cada propietario de caballo debe tener un botiquín de primeros auxilios bien equipado para el cuidado de heridas. Este debe incluir:
- Vendajes estériles
- Soluciones antisépticas
- Vendajes
- Cubo limpio
- Tijeras
- Termómetro
- Toallas grandes
- Número de teléfono actual del veterinario [s130]

Un desafío particular en la curación de heridas puede ser la formación de <u>tejido de granulación</u> (también llamado "carne de orgullo") [s133]. Esto puede obstaculizar la curación y requiere tratamiento veterinario. Un cuidado adecuado de la herida puede prevenir esta complicación. El tratamiento adicional de la herida debe realizarse en estrecha consulta con el veterinario [s134]. En heridas pequeñas, se recomienda cambiar el vendaje cada 2-3 días, prestando atención a los signos de infección [s130]. Una vacunación actual contra el tétanos es esencial para todos los caballos, ya que incluso pequeñas heridas no detectadas pueden llevar a infecciones peligrosas [s133].

Glosario

Migración celular

Movimiento dirigido de células en el tejido, donde las células de curación se mueven activamente hacia la herida para apoyar el proceso de curación.

Tejido de granulación

Tejido conectivo recién formado durante la curación de heridas, que consiste en pequeñas elevaciones rojizas y es importante para la curación. Sin embargo, su formación excesiva puede ser problemática.

3. 2. 2. Signos de cólico

l cólico en los caballos es una emergencia médica que requiere acción rápida. Los síntomas suelen desarrollarse en diferentes grados de severidad y deben ser reconocidos a tiempo para evitar consecuencias graves [s135]. Incluso en casos leves, los caballos muestran los primeros signos característicos: fruncen los labios, observan intensamente sus flancos y se muestran inquietos. A menudo, también comienzan a rascar el suelo con las patas [s135] [s136]. Como propietario de un caballo, debe estar especialmente atento en esta fase y observar cuidadosamente el comportamiento de su caballo. Primero, conduzca al caballo durante un máximo de 10 minutos para ver si los síntomas mejoran [s135]. En casos de cólico moderado, los síntomas se intensifican notablemente. Los animales orinan con frecuencia, se acuestan repetidamente y se levantan de nuevo. También es característico que permanezcan acostados de lado durante más tiempo [s135]. En esta fase, es importante mantener al caballo alejado de objetos duros o afilados que puedan causarle lesiones al acostarse. Documente la frecuencia y duración de los síntomas; esta información es valiosa para el veterinario. Los casos graves de cólico se manifiestan a través de un rodar intenso, sudoración profusa y respiración acelerada. Los animales pueden lesionarse en el cuerpo y la cara debido a un rodar y agitarse incontrolados [s135]. En esta etapa, la ayuda veterinaria inmediata es esencial. Hasta la llegada del veterinario, debe intentar evitar más lesiones y monitorear las funciones vitales. Un indicador importante del grado de severidad del cólico es el comportamiento alimenticio y de bebida. Los caballos afectados a menudo muestran un completo desinterés por la comida y el agua [s137]. La sudoración a menudo se presenta en patrones característicos (parches). La monitorización continua de los signos vitales, especialmente la frecuencia cardíaca y la temperatura, proporciona pistas importantes sobre el estado de estrés del animal [s137]. Se requiere especial atención en los casos en los que se sospecha una hernia diafragmática como causa. Los síntomas pueden variar considerablemente y dependen de qué intestinos estén afectados [s138]. En defectos grandes, el intestino grueso puede quedar atrapado, lo que lleva a cólicos recurrentes. Es característico que se presenten simultáneamente síntomas de cólico y dificultad para respirar [s138]. Para el diagnóstico diferencial, ciertos valores de laboratorio pueden ser útiles. En el caso de la enfermedad del pasto equino (EPE), por ejemplo, los valores de <u>serum-amiloide-A</u> y <u>fibrinógeno</u> están elevados, lo que los distingue de las causas de cólico no inflamatorias [s139]. Estos hallazgos ayudan al veterinario en el diagnóstico y tratamiento específicos.

Como propietario de un caballo, debe contactar a un veterinario de inmediato en las siguientes situaciones:
- Si los síntomas persisten por más de 30 minutos
- En caso de un deterioro evidente del estado
- Si aparecen síntomas graves como un rodar intenso
- Si se presentan problemas respiratorios simultáneamente
- Si el caballo no ingiere alimento y agua durante un período prolongado

La observación y documentación precisa de los síntomas, así como el reconocimiento oportuno del grado de severidad, son cruciales para un tratamiento exitoso. Idealmente, elabore un cronograma en el que anote los síntomas observados y su intensidad. Esta información es extremadamente valiosa para el veterinario tratante.

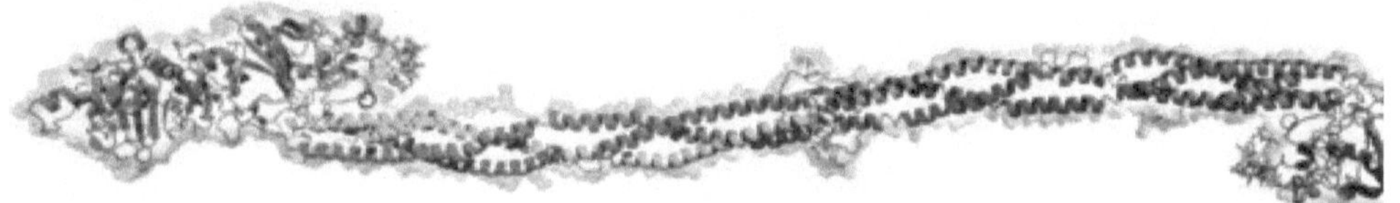

Fibrinogen [i56]

Fibrinógeno

Una proteína producida en el hígado que es importante para la coagulación sanguínea y aumenta durante la inflamación en el cuerpo. Se utiliza como marcador diagnóstico.

Hernia diafragmática

Una ruptura o defecto en el diafragma que permite que los órganos de la cavidad abdominal se desplacen hacia la cavidad torácica. Puede ser congénita o causada por lesiones.

Serum-amiloide-A

Una proteína que se produce durante la inflamación en el cuerpo y sirve como un importante marcador de inflamación en la sangre. Pertenece a las proteínas de fase aguda.

3. 2. 3. Medidas de emergencia

n situaciones de emergencia, actuar rápida y reflexivamente es crucial para la salud y la supervivencia del caballo. Un plan de emergencia bien pensado y la preparación adecuada son la base para una gestión de crisis exitosa [s140]. En principio, todas las personas que tratan regularmente con caballos deben estar capacitadas en primeros auxilios básicos. Esto incluye, en particular, el reconocimiento de signos de estrés como cambios de comportamiento, falta de apetito y síntomas físicos como sudoración excesiva o respiración acelerada [s141] [s142].

Al prepararse para emergencias, es esencial elaborar un plan de emergencia integral. Este debe incluir los siguientes elementos:
- Datos de contacto actualizados de veterinarios y transportistas
- Documentación de toda la información de salud importante
- Identificación permanente de los caballos (microchip/tatuaje)
- Documentación actual de vacunas y salud
- Suministros de emergencia para 48-72 horas [s140]

Una emergencia particularmente crítica es el golpe de calor. Con temperaturas corporales superiores a 40,5 °C, se debe actuar de inmediato. El caballo debe ser llevado a la sombra y enfriado con agua a temperatura ambiente, prestando especial atención a las áreas de grandes vasos sanguíneos. Una buena circulación de aire es esencial. Aunque se debe garantizar el acceso a agua fresca, no se debe forzar al caballo a beber [s143] [s144]. En caso de lesiones graves, se debe seguir el principio de no mover al caballo a menos que sea absolutamente necesario por razones de seguridad. Los cuerpos extraños en las heridas no deben ser retirados por cuenta propia, ya que esto puede provocar un aumento del sangrado. Esta tarea debe ser dejada a un profesional en un entorno controlado [s141] [s144].

En caso de una evacuación necesaria, se debe elaborar una lista de prioridades. Esta incluye:
- Suministro de heno, alimento y agua para tres días
- Documentos importantes
- Botiquín de primeros auxilios
- Cuerdas y cabezadas
- Cubos de agua
- Cabeza de identificación
- Listas de contacto y alojamiento [s145]

Otra emergencia crítica es el riesgo de asfixia. En este caso, se debe: retirar inmediatamente el alimento y el agua y solicitar ayuda veterinaria de inmediato. Los intentos propios de resolver una obstrucción pueden empeorar la situación y deben evitarse [s142]. En el caso de un caballo que no puede levantarse, es importante no forzar al animal a hacerlo. En su lugar, se debe contactar de inmediato a un veterinario. Hasta su llegada, el caballo debe mantenerse caliente y seco [s142].

El botiquín de primeros auxilios debe ser revisado y reabastecido regularmente. Los componentes esenciales son:
- Cinta médica
- Esponjas de gasa
- Tijeras para vendajes
- Guantes desechables
- Termómetro
- Linterna de emergencia
- Torniquete (solo para hemorragias arteriales) [s144]

Al aplicar un torniquete, se debe tener extrema precaución. Debe aflojarse cada cinco minutos para garantizar la circulación en el resto de la extremidad [s144]. El plan de emergencia debe ser practicado regularmente para poder actuar con destreza en caso de una emergencia real. Siempre se debe tener en cuenta: la seguridad de las personas tiene la máxima prioridad, seguida de la seguridad de los caballos [s140] [s145].

Torniquete

Un sistema médico de compresión para interrumpir de manera controlada el flujo sanguíneo. Generalmente consiste en una banda ancha con un mecanismo de cierre y se utiliza solo en hemorragias que amenazan la vida.

- Las heridas deben ser suturadas idealmente dentro de las seis horas para una curación óptima.

- En vendajes con sangrado, se debe colocar material nuevo por encima en lugar de retirar el viejo, para proteger los coágulos de sangre.

- La curación de heridas pasa por las fases de inflamación, migración celular, deposición de tejido y contracción de la piel.

- El tejido de granulación excesivo ("carne orgullosa") puede obstaculizar la curación.

- En cólicos, los caballos muestran patrones de sudor característicos en forma de parches.

- Los niveles de serum amiloide A y fibrinógeno están elevados en la enfermedad del pasto equino.

- Las hernias diafragmáticas pueden llevar a cólicos recurrentes y mostrar al mismo tiempo síntomas de dificultad respiratoria.

- En caso de golpe de calor con temperaturas superiores a 40,5 °C, la refrigeración debe concentrarse en áreas de grandes vasos sanguíneos.

- Un torniquete debe aflojarse cada cinco minutos para garantizar la circulación.

- El suministro de emergencia debe estar diseñado para 48-72 horas.

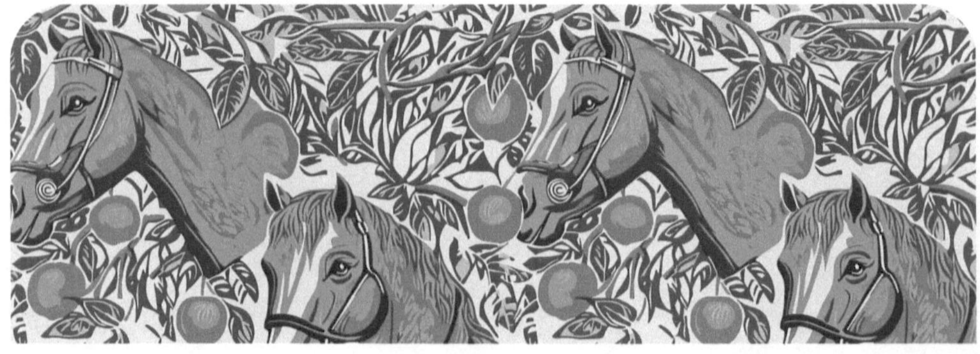

3. 3. Exámenes Preventivos

a atención médica preventiva regular constituye la base para el mantenimiento a largo plazo de la salud de los caballos. Pero, ¿qué exámenes son realmente necesarios? ¿Con qué frecuencia deben realizarse? ¿Y qué papel juegan la edad y el tipo de uso del caballo? Desde el control dental hasta las vacunaciones, pasando por el tratamiento sistemático de parásitos y el cuidado profesional de los cascos, cada área de la prevención sigue sus propias leyes y requiere conocimientos específicos. El desafío radica en unir estos diferentes aspectos en un concepto integral coherente. Los conocimientos científicos en medicina equina están en constante evolución y conducen a nuevas recomendaciones para la atención preventiva de la salud. Una comprensión sólida de las principales medidas preventivas permite a los propietarios de caballos tomar decisiones informadas sobre la salud de sus animales.

„Aproximadamente el 20% de los caballos de un rebaño soportan el 80% de la carga total de parásitos."

3. 3. 1. Control dental

l control dental regular es un componente esencial de la salud equina y no debe ser descuidado. Desde el nacimiento, la prevención dental comienza con un primer examen poco después del parto para detectar posibles maloclusiones u otros problemas a tiempo [s146]. Esta intervención temprana puede evitar tratamientos complicados posteriores. El ritmo de los controles dentales se basa en la edad del caballo: después del primer examen, se deben realizar controles adicionales a los tres meses, seguidos de exámenes semestrales hasta el quinto año de vida [s147]. En caballos adultos sanos de entre 6 y 10 años, un control anual es suficiente, siempre que no haya anomalías especiales [s146]. A partir de los diez años, los expertos recomiendan nuevamente exámenes semestrales, a menos que la dentadura esté en un estado excepcionalmente bueno [s146]. Un examen dental profesional comienza con la recopilación de la historia clínica. El veterinario pregunta sobre los hábitos alimenticios, las condiciones de alojamiento y el rendimiento general del caballo [s148]. Los propietarios deben prestar especial atención a los cambios de comportamiento al comer o al montar con bocado, ya que estos pueden ser indicativos de problemas dentales [s149]. Antes del examen dental propiamente dicho, se verifican los signos vitales del caballo. Esto incluye la frecuencia cardíaca, la frecuencia respiratoria, la temperatura y el estado de hidratación [s148]. Para un examen exhaustivo, el caballo generalmente se seduce ligeramente, lo que minimiza el estrés para el animal y permite un tratamiento seguro [s150]. Con la ayuda de tecnología moderna, como cámaras de alta resolución, el veterinario puede realizar un examen detallado y documentar los dientes y los tejidos blandos en la boca [s147]. Se presta especial atención al desgaste irregular, caries, fracturas dentales y posibles infecciones [s148]. A menudo se encuentran bordes dentales afilados que se producen por el patrón típico de masticación. Uno de los tratamientos más comunes es el llamado "floatar" - el alisado de estos bordes afilados [s146]. Este tratamiento de rutina es importante, ya que los bordes dentales afilados pueden causar lesiones en la mucosa bucal y dolor al masticar. Una dentadura bien funcional es esencial para la óptima utilización del alimento y, por ende, para la salud general del caballo [s149]. Las maloclusiones (malposiciones de los dientes) no solo pueden causar problemas en la ingesta de alimentos, sino también comportamientos anormales al montar [s149]. Cuanto antes se detecten estos problemas, mejores serán las opciones de tratamiento. Retrasar el tratamiento puede llevar a un aumento de las molestias o incluso a la pérdida de dientes [s149]. Después del examen, el propietario recibe un informe detallado sobre el estado de los dientes de su caballo y posibles recomendaciones de tratamiento [s147]. Esta documentación es importante para el seguimiento de la salud dental y ayuda en la planificación de tratamientos futuros. Un control dental regular no solo es importante para la salud bucal, sino que también puede revelar otros problemas de salud [s149]. La inversión en la salud dental se traduce en una mejor utilización del alimento, reducción de costos alimentarios y una mejor salud general del caballo [s149]. Los propietarios deben tomar en serio los intervalos de control recomendados y encargar a un veterinario experimentado la realización del examen [s148].

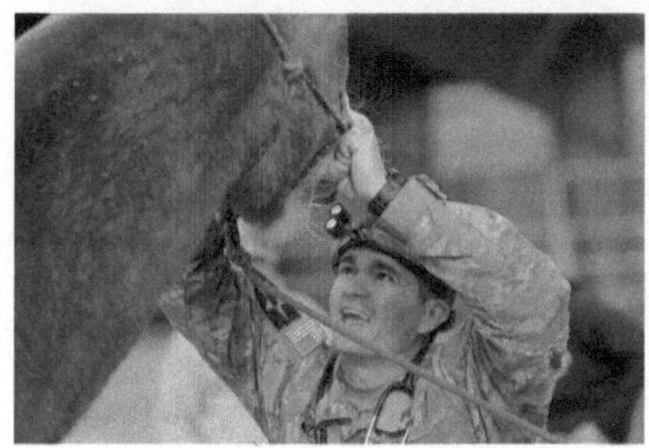

Limado dental [i57]

Estado de hidratación

El equilibrio de líquidos del cuerpo, que puede evaluarse a través de diversas características como la turgencia de la piel y la condición de las mucosas.

Floatar

Una técnica de tratamiento dental especial para caballos, en la que se alisan las superficies de masticación de los molares con raspas especiales. El término proviene del inglés 'to float' (flotar/alisar).

Maloclusión

Una malposición dental en la que los dientes de la mandíbula superior e inferior no se encuentran correctamente. Esto puede ser congénito o desarrollarse debido a un desgaste desigual de los dientes.

3. 3. 2. Profilaxis de vacunación

a profilaxis de vacunación es un componente fundamental en la prevención de la salud de los caballos y sirve para proteger contra enfermedades infecciosas peligrosas [s151]. A diferencia de otras medidas preventivas, la profilaxis de vacunación sigue un calendario adaptado individualmente, que se basa en la edad del caballo, su propósito y los factores de riesgo específicos. En términos generales, se distingue entre vacunas esenciales y basadas en riesgos [s151]. Las vacunas esenciales constituyen la base de la protección vacunal y son esenciales para todos los caballos, independientemente de su uso. Los propietarios deben tener en cuenta que esta inmunización básica comienza ya en la edad de potro y debe continuarse de manera consistente. La administración de las vacunas se lleva a cabo según estrictos protocolos, elaborados por veterinarios experimentados [s152]. Es importante entender que no todos los veterinarios pueden administrar cualquier vacuna: ciertas vacunas requieren receta y deben ser aplicadas por un veterinario licenciado. Para los propietarios de caballos, es recomendable llevar un plan de vacunación detallado y conservar cuidadosamente los pasaportes de vacunación. Particularmente los caballos que tienen contacto frecuente con otros caballos, como en torneos o en establos con alta rotación, requieren una protección vacunal más amplia. Para estos animales, se recomienda un ritmo de vacunación semestral para ciertas enfermedades [s151]. Un ejemplo práctico: un caballo de torneo debería estar protegido no solo con las vacunas esenciales, sino también contra enfermedades de riesgo específicas que pueden transmitirse en eventos ecuestres. El desarrollo de vacunas modernas y la investigación en estrategias de inmunización avanzan continuamente [s153]. Esto permite una mejora constante de la eficacia de las vacunas y una optimización de los protocolos de vacunación. Los propietarios de caballos deben informarse regularmente con su veterinario sobre nuevos desarrollos y recomendaciones. Un aspecto importante de la profilaxis de vacunación es la documentación de posibles reacciones a las vacunas [s152]. Si se presentan efectos secundarios no deseados, deben ser documentados cuidadosamente y reportados al veterinario tratante. Esto ayuda a ajustar futuras estrategias de vacunación y contribuye a mejorar la seguridad de las vacunas. La formación veterinaria pone un gran énfasis en la comprensión de los fundamentos inmunológicos y la correcta aplicación de los protocolos de vacunación [s154]. Esto garantiza que los veterinarios puedan asesorar y tratar a sus pacientes de manera óptima. Los propietarios de caballos se benefician de este conocimiento especializado a través de asesoramiento fundamentado en la elaboración de planes de vacunación individuales. Una gestión eficaz de la vacunación requiere una estrecha colaboración entre el veterinario y el propietario del caballo [s151]. Se deben combinar chequeos de salud regulares con la revisión del estado de vacunación. Un consejo práctico: muchos propietarios de caballos utilizan sistemas de calendario digitales o aplicaciones para no perder las citas de vacunación. La profilaxis de vacunación no solo es importante para el caballo individual, sino que también sirve para proteger a toda la población equina [s155]. A través de programas de vacunación consistentes, se pueden prevenir o al menos contener brotes de enfermedades. Esto es especialmente relevante en comunidades de establos, donde los patógenos pueden propagarse rápidamente.

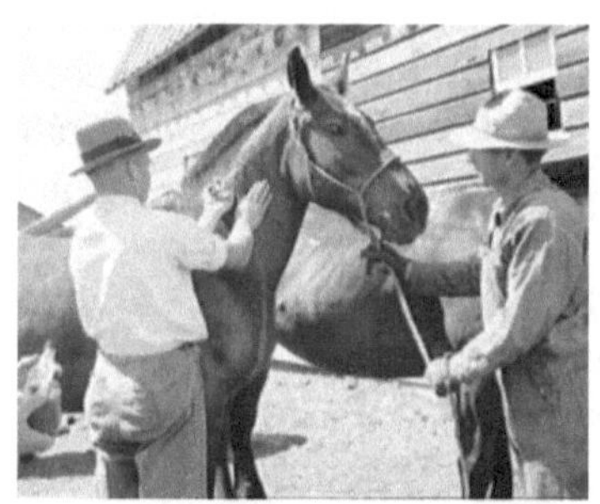

Profilaxis vacunal [i58]

Glosario

Inmunología
La ciencia que estudia los mecanismos de defensa del cuerpo contra los patógenos. Investiga cómo el sistema inmunológico forma anticuerpos y reacciona a sustancias extrañas.

3. 3. 3. Desparasitaciones

l tratamiento moderno de desparasitaciones en caballos ha cambiado fundamentalmente en los últimos años. La práctica anterior de tratar a todos los caballos de manera rutinaria cada seis semanas con antiparasitarios rotativos se considera obsoleta [s156]. En su lugar, se está imponiendo un enfoque estratégico e individualizado basado en investigaciones científicas. Central a este nuevo enfoque es la realización regular de análisis de heces, específicamente el <u>Conteo de Huevos en Heces</u> (FEC). Estas pruebas deben realizarse al menos dos veces al año, idealmente en primavera y otoño [s157]. Permiten clasificar a los caballos en diferentes categorías: excretores bajos (<200 EPG), excretores moderados (200-500 EPG) y excretores altos (>500 EPG) [s158]. Basado en esta clasificación, se elabora un plan de tratamiento individual. Los excretores bajos solo necesitan dos tratamientos al año: en primavera (marzo) y otoño (octubre). Los excretores moderados reciben un tratamiento adicional a finales del verano (julio), mientras que los excretores altos requieren cuatro tratamientos al año: en marzo, junio, septiembre y noviembre [s158]. Se presta especial atención al tratamiento de los potros, que siguen un protocolo específico. La primera desparasitacion se realiza a los dos meses de edad, seguida de tratamientos regulares. A partir del cuarto o quinto mes de vida, también se deben realizar pruebas de FEC en los potros [s158]. Un ejemplo práctico: un potro recibe su primera desparasitacion a los dos meses, la segunda a los cuatro meses y la tercera a los seis meses, prestando especial atención a los <u>Strongylidos</u> a partir del quinto mes [s159]. Un aspecto importante de la gestión moderna de desparasitaciones es la verificación de la efectividad del tratamiento. Para ello se utiliza el <u>Test de Reducción de Huevos en Heces</u> (FERCT) [s156]. Esta prueba ayuda a detectar poblaciones de parásitos resistentes de manera temprana y a ajustar el protocolo de tratamiento en consecuencia. Un ejemplo concreto de la práctica: si el FERCT muestra una reducción insuficiente en el número de huevos después del tratamiento, el veterinario debe cambiar el antiparasitario. Curiosamente, aproximadamente el 20% de los caballos de un grupo albergan el 80% de la carga parasitaria total [s159]. Este hallazgo subraya la importancia de los planes de tratamiento individualizados. Un consejo práctico para los propietarios de establos: mantenga una documentación detallada de los resultados de FEC y tratamientos para cada caballo, para identificar tendencias y ajustar la estrategia de tratamiento de manera óptima. La Asociación Americana de Practicantes Equinos recomienda que los caballos adultos mayores de tres años no deben ser desparasitados de manera rutinaria hasta que el conteo de huevos en heces alcance al menos 200 a 500 EPG [s160]. Sin embargo, cada caballo adulto debe recibir al menos un tratamiento básico al año que incluya tanto lombrices redondas como tenias [s161]. Un aspecto a menudo pasado por alto, pero importante, es la determinación precisa del peso del caballo antes de la desparasitacion, para evitar una subdosificación [s160]. Una recomendación práctica: utilice una cinta de peso o una fórmula para estimar el peso si no hay balanza disponible. El objetivo general de un programa moderno de control de parásitos no es la erradicación completa de todos los parásitos, lo cual no sería realista ni deseable. Más bien, se trata de mantener la salud de los caballos y minimizar el riesgo de enfermedades clínicas [s162]. Un equilibrio entre el control de parásitos y la prevención del desarrollo de resistencias es la clave del éxito.

Glosario

Conteo de Huevos en Heces

Un método de diagnóstico de laboratorio para la determinación cuantitativa de huevos de parásitos en muestras de heces. La muestra se prepara con una solución especial y se evalúa bajo el microscopio.

Strongylidos

Una familia de nematodos que son los parásitos internos más comunes en caballos. Pueden anidar en la pared intestinal y causar cólicos en caso de infestaciones severas.

Test de Reducción de Huevos en Heces

Una prueba de laboratorio especial que verifica la efectividad de los antiparasitarios comparando el número de huevos antes y después del tratamiento. La prueba debe realizarse 10-14 días después de la desparasitacion.

3. 3. 4. Cuidado de los cascos

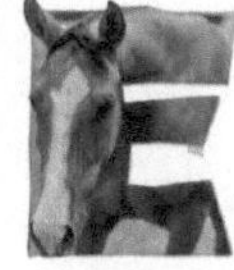l cuidado regular y adecuado de los cascos es fundamental para la salud y el bienestar de un caballo [s163]. Incluye varios aspectos, desde el cuidado diario hasta el tratamiento profesional por un herrador. La base consiste en la revisión y limpieza diaria de los cascos [s164]. En este proceso, los cascos deben ser limpiados a fondo y examinados en busca de signos de problemas como grietas, infecciones u otras anomalías. Un consejo práctico para los propietarios de caballos: integre la limpieza de los cascos en la rutina diaria, preferiblemente antes y después de montar. Preste especial atención a cuerpos extraños como piedras o material que pueda haberse acumulado en el casco. El tratamiento profesional de los cascos por un herrador calificado debe realizarse en intervalos regulares [s165]. La frecuencia depende de varios factores como el crecimiento del casco, el tipo de uso y las condiciones de

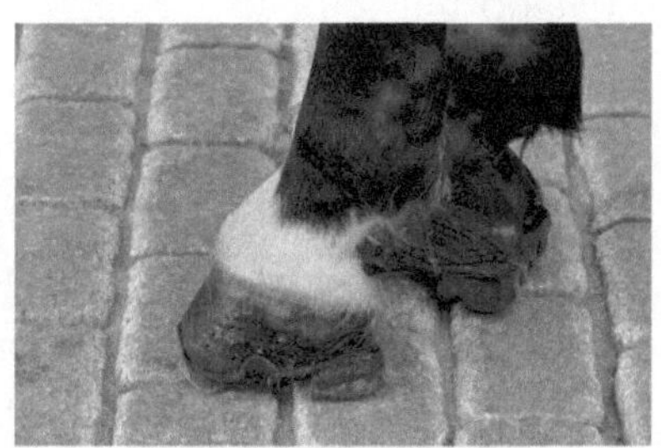

Herradura [i59]

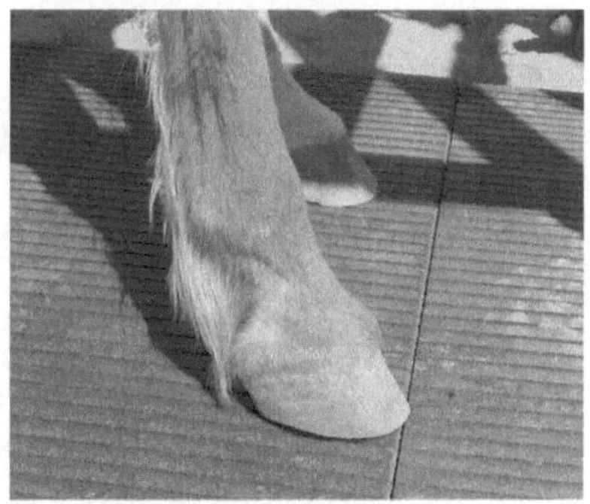

Salud del casco [i60]

alojamiento. Un ejemplo concreto: para un caballo de monta utilizado normalmente, un ritmo de herrado de 6 a 8 semanas suele ser adecuado, mientras que los caballos de deporte a menudo requieren intervalos más cortos. La decisión entre herradura y casco desnudo debe tomarse de manera individual [s166]. Las herraduras ofrecen protección adicional y pueden ser útiles en función de la indicación. La elección de la herradura correcta es crucial y debe adaptarse a las necesidades específicas del caballo. Un ejemplo práctico: un caballo de doma puede necesitar una herradura diferente a la de un caballo de salto o un caballo de ocio.

"

Varios factores influyen significativamente en la salud del casco [s165]. Estos incluyen:
- Predisposición genética
- Estado nutricional
- Condiciones ambientales
- Manejo del movimiento
- Edad del caballo

Un enfoque de cuidado holístico considera todos estos aspectos [s167]. Es importante crear un plan de cuidado individual que aborde las necesidades específicas de cada caballo. Un consejo práctico: lleve un diario de cuidado de los cascos en el que documente observaciones, tratamientos y ciclos de herrado. La prevención de problemas en los cascos juega un papel central [s168]. El recorte regular y correcto es esencial para mantener la forma natural del casco y evitar sobrecargas. Un consejo importante: preste especial atención a la higiene del casco durante los períodos húmedos, ya que el riesgo de pododermatitis y otros problemas relacionados con la humedad aumenta. Para los propietarios de caballos, existen diversas oportunidades de formación en el área del cuidado de los cascos [s169]. Estas van desde talleres básicos hasta capacitaciones detalladas sobre anatomía del casco y técnicas de cuidado. Un consejo práctico: aproveche estas ofertas para profundizar su conocimiento y poder identificar problemas a tiempo. La importancia económica de un buen cuidado de los cascos no debe subestimarse [s168]. Los problemas de casco descuidados pueden llevar a costos significativos por tratamientos y pérdidas de rendimiento. Un ejemplo práctico: la inversión regular en cuidado de cascos calificado es considerablemente más económica que el tratamiento de una laminitis crónica u otras enfermedades graves del casco.

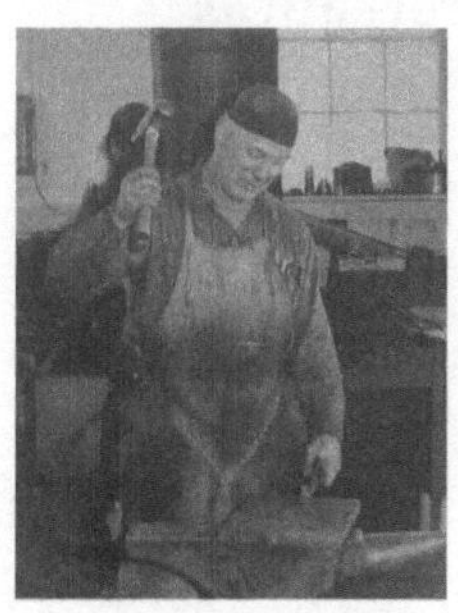

Herrador [i61]

- Los controles dentales en potros comienzan inmediatamente después del nacimiento y se repiten a los tres meses.

- Entre los 6 y 10 años, en caballos sanos, es suficiente con un control anual; después, se recomiendan exámenes semestrales.

- Los exámenes dentales modernos utilizan cámaras de alta resolución para una documentación detallada.

- El "float" se refiere al desgaste profesional de los bordes dentales afilados.

- Las vacunas fundamentales constituyen la base de la protección vacunal y comienzan en la edad de potro.

- Los caballos de competición requieren un ritmo de vacunación semestral para ciertas enfermedades.

- El 20% de los caballos de un grupo soporta el 80% de la carga total de parásitos.

- El conteo de huevos en heces (FEC) clasifica a los caballos en bajo (<200 EPG), moderado (200-500 EPG) y alto (>500 EPG).

- La prueba de reducción de huevos en heces (FERCT) verifica la efectividad de los tratamientos antiparasitarios.

- Los potros reciben su primer tratamiento antiparasitario a los dos meses, seguido de más tratamientos en el cuarto y sexto mes.

- La Asociación Americana de Practicantes Equinos recomienda desparasitaciones solo a partir de 200-500 EPG en caballos adultos.

- El ritmo de herrado en caballos de monta normalmente utilizados es de 6-8 semanas.

- Los caballos de deporte a menudo requieren intervalos más cortos entre los cuidados de los cascos.

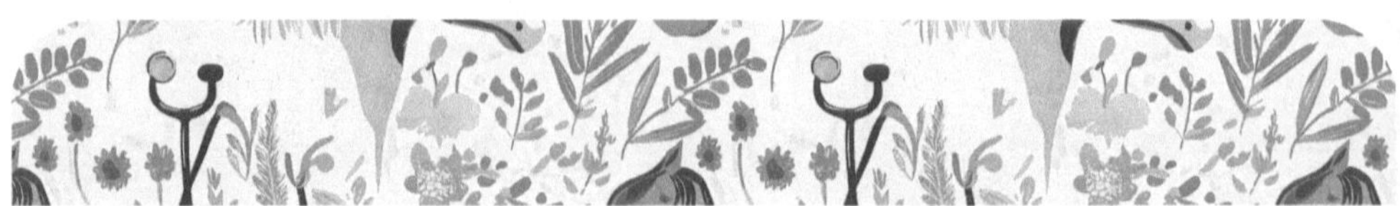

- Una botiquín de establo bien equipado contiene, además de material de vendaje, desinfectantes colorantes y no colorantes para un control óptimo de heridas.

- Compresas frías instantáneas y paquetes de frío reutilizables en diferentes tamaños son esenciales para la atención inicial de lesiones.

- Los medicamentos deben almacenarse en un armario cerrado, seco y fresco, y deben revisarse mensualmente para comprobar las fechas de caducidad.

- Los desinfectantes fenólicos siguen siendo efectivos incluso en presencia de material orgánico como excrementos o bedding.

- La práctica anteriormente común de desparacitar rutinariamente cada seis semanas se considera obsoleta hoy en día; en su lugar, se realiza un tratamiento individualizado basado en análisis de heces.

- Aproximadamente el 20% de los caballos de un rebaño soportan el 80% de la carga total de parásitos.

- El primer control dental se realiza ya en potros recién nacidos, seguido de más exámenes a los tres meses y controles semestrales hasta los cinco años.

- Las maloclusiones pueden no solo causar problemas en la ingesta de alimentos, sino también comportamientos anormales al montar.

- En la profilaxis de vacunación, se distingue entre vacunas fundamentales y basadas en riesgos, siendo los caballos de competición los que requieren un ritmo de vacunación semestral.

- El cuidado de los cascos por un herrador calificado se realiza en intervalos más cortos para caballos de deporte que para caballos de monta de uso normal.

- Mientras que la atención médica básica forma la base para la salud del caballo, la fisiología del entrenamiento juega un papel crucial para un rendimiento óptimo.

4. Fisiología del Entrenamiento

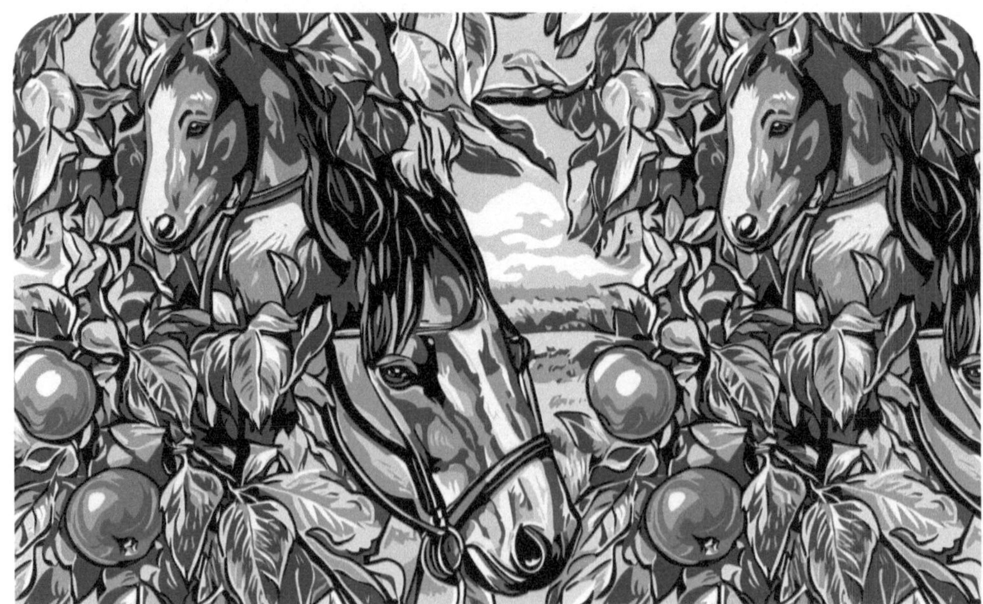

a fisiología del entrenamiento constituye la base científica para el desarrollo sistemático y el mantenimiento de la salud de los caballos. ¿Cómo se puede aprovechar de manera óptima la enorme capacidad de adaptación del organismo equino? ¿Qué papel juegan los diferentes sistemas corporales y su complejo interjuego? Desde el desarrollo muscular específico hasta la coordinación de los movimientos y el equilibrio, la comprensión de los procesos fisiológicos subyacentes permite dirigir el entrenamiento de manera precisa, teniendo en cuenta las necesidades individuales del caballo. ¿Qué estímulos de entrenamiento conducen a las adaptaciones deseadas? ¿Cómo se pueden evitar las sobrecargas? La fisiología del entrenamiento moderna combina el conocimiento tradicional con los últimos hallazgos científicos. Proporciona la base para una planificación de entrenamiento sistemática y una efectiva prevención de lesiones. Los siguientes capítulos iluminan los diferentes aspectos de la fisiología del entrenamiento y muestran cómo se puede aplicar este conocimiento de manera beneficiosa en el trabajo práctico con caballos.

4. 1. Desarrollo Muscular

¿Cómo se desarrolla el tejido muscular en el caballo y qué factores influyen en el crecimiento muscular? ¿Qué papel juegan el entrenamiento, la nutrición y la regeneración? Estas preguntas preocupan tanto a los propietarios de caballos como a los entrenadores, ya que un aparato muscular sano y bien desarrollado es la base para el rendimiento y la salud del caballo. El desarrollo muscular en el caballo es un proceso fisiológico complejo que abarca mucho más que el entrenamiento regular. Se basa en la interacción de diversos mecanismos biológicos, desde la síntesis de proteínas hasta la regulación hormonal. Comprender estos fundamentos permite optimizar los métodos de entrenamiento y las fases de regeneración. La investigación actual proporciona continuamente nuevos conocimientos sobre los procesos moleculares en la construcción muscular y abre enfoques innovadores para conceptos de entrenamiento efectivos. Estos fundamentos científicos constituyen la base para un desarrollo muscular sistemático y sostenible en el caballo.

„Para el desarrollo muscular, son óptimos de 2 a 5 series por ejercicio con 5 a 15 repeticiones.“

4. 1. 1. Fundamentos del entrenamiento

na estructura de entrenamiento sistemática forma la base para un exitoso desarrollo muscular. Es esencial comenzar con un objetivo <u>SMART</u> claramente definido, es decir, un objetivo que sea específico, medible, alcanzable, relevante y con un límite de tiempo [s170]. Esto podría significar, por ejemplo, aumentar el peso en sentadillas en 20 kilogramos en tres meses. El entrenamiento de fuerza, también conocido como entrenamiento de resistencia, es el método de entrenamiento central en el que los músculos trabajan contra una resistencia externa [s171]. Esta resistencia puede adoptar diversas formas: desde el propio peso corporal hasta mancuernas y bandas de resistencia. Para principiantes, se recomienda inicialmente un entrenamiento de cuerpo completo, que se realice 2-3 veces por semana [s170]. Un ejemplo práctico de un plan de entrenamiento podría ser: entrenamiento de cuerpo completo los lunes y jueves, y el sábado una tercera sesión opcional, si la recuperación lo permite. El diseño óptimo del entrenamiento sigue estructuras claras: por cada sesión de entrenamiento, se deben seleccionar de 4 a 6 ejercicios que aborden todos los grupos musculares importantes [s171]. Un entrenamiento efectivo debe incluir al menos un ejercicio para los muslos, glúteos, pecho, hombros, tríceps, espalda y bíceps [s170]. Concretamente, esto podría significar: sentadillas para piernas y glúteos, press de banca para pecho y tríceps, dominadas para espalda y bíceps, así como press de hombros para la musculatura del hombro. En cuanto a la intensidad del entrenamiento, se considera que para el desarrollo muscular son óptimos de 2 a 5 series por ejercicio con 5-15 repeticiones [s170]. La carga debe sentirse como un "8 de 10" en la escala de esfuerzo [s171]. Para principiantes, es recomendable comenzar con una intensidad más baja (3-4 de 10) y aumentarla gradualmente. Los tiempos de descanso entre series juegan un papel importante y varían según el número de repeticiones: para 1-3 repeticiones se necesitan 3-5 minutos de descanso, mientras que para 8-12 repeticiones son suficientes 1-2 minutos [s170]. Un consejo práctico: utilice los tiempos de descanso para documentar su rendimiento en el entrenamiento y así monitorear el progreso. El principio de sobrecarga progresiva es fundamental para el progreso continuo [s172]. Esto significa que la carga de entrenamiento debe aumentarse sistemáticamente, ya sea mediante más peso, repeticiones adicionales o descansos más cortos. Un ejemplo concreto: si puede realizar 12 repeticiones de un ejercicio sin problemas, aumente el peso en su próximo entrenamiento en un 2.5-5%. La recuperación es un aspecto a menudo subestimado del entrenamiento. Cada grupo muscular necesita al menos 48 horas de descanso [s172], ya que el verdadero desarrollo muscular ocurre en la fase de recuperación [s173]. En la práctica, esto significa: no entrene el mismo grupo muscular en días consecutivos y asegúrese de dormir lo suficiente. Un programa de entrenamiento exitoso requiere ajustes y revisiones regulares [s174]. Documente sus sesiones de entrenamiento de manera detallada y revise su progreso cada 4-6 semanas. Si no hay avances o se alcanza un estancamiento, debe incorporar variaciones [s172] - por ejemplo, mediante cambios en el orden de los ejercicios, nuevos ejercicios o ajustes en el número de repeticiones. En caso de dolores o molestias inesperadas, es importante reducir la intensidad del entrenamiento [s171]. Un retroceso temporal es mejor que una lesión relacionada con el entrenamiento que podría llevar a una pausa prolongada.

Glosario

SMART

Un acrónimo de la gestión de proyectos que significa Específico, Medible, Alcanzable, Relevante y con un límite de Tiempo. Este método ayuda a formular objetivos de manera precisa y realista.

4. 1. 2. Gimnasia

a gimnasia del caballo es un componente fundamental para el desarrollo muscular específico y la mejora de la condición física general [s175]. Incluye diversos métodos de entrenamiento que se construyen sistemáticamente unos sobre otros, promoviendo tanto el desarrollo físico como el mental del caballo. Un programa efectivo de gimnasia comienza con el trabajo básico al paso. Este andar es excelente para corregir posturas incorrectas y reprogramar el <u>sistema neuromuscular</u> [s176]. En la práctica, esto significa que debe trabajar con su caballo durante 15-20 minutos al paso, prestando especial atención a una conexión uniforme y a un activo uso de las patas traseras. El trabajo al trote constituye la siguiente etapa y es especialmente efectivo para mejorar la <u>condición cardiovascular</u> y el tono muscular [s176]. Debe asegurarse de que su caballo trabaje en un ritmo uniforme y que las fases de trote no duren más de 5-10 minutos al principio. Un consejo práctico es integrar trabajo en pendiente: trotar cuesta arriba fomenta la elongación positiva del cuello y la gimnasia de los músculos de la espalda y la grupa [s177]. Los ejercicios laterales como el hombro adelante y <u>traversales</u> son elementos importantes para la flexibilidad lateral y el desarrollo muscular [s178]. Comience estos ejercicios al paso y aumente gradualmente las exigencias. Un método probado es el trabajo con doble longe, que mejora la flexibilidad y el impulso del caballo [s178]. El caballo debe ser trabajado primero con la larga en ambas direcciones antes de añadir figuras más complejas. El trabajo con <u>cavalletti</u> es un medio extremadamente efectivo para el fortalecimiento muscular específico [s176]. Comience con barras individuales al paso y aumente gradualmente la cantidad y altura de los cavalletti. Un programa típico de progresión podría ser: semana 1-2: 4-6 barras al paso, semana 3-4: transición al trote sobre 4 barras, a partir de la semana 5: aumento de la cantidad a 6-8 barras. El monitoreo de la frecuencia cardíaca es una herramienta importante para controlar la intensidad del entrenamiento [s179]. Después de sesiones de trabajo intensas, la frecuencia cardíaca debe normalizarse dentro de 2-3 minutos a 60-64 latidos por minuto. Si esto no ocurre, es necesario ajustar la intensidad del entrenamiento.

Para el desarrollo de la musculatura de salto, el salto gimnástico es un método específico del deporte que mejora tanto la fuerza muscular como la agilidad mental y física [s180]. Comience con saltos pequeños individuales y construya combinaciones gradualmente. La recuperación juega un papel central en la gimnasia [s181]. Planifique suficientes períodos de descanso después de sesiones de entrenamiento intensas. Un plan de

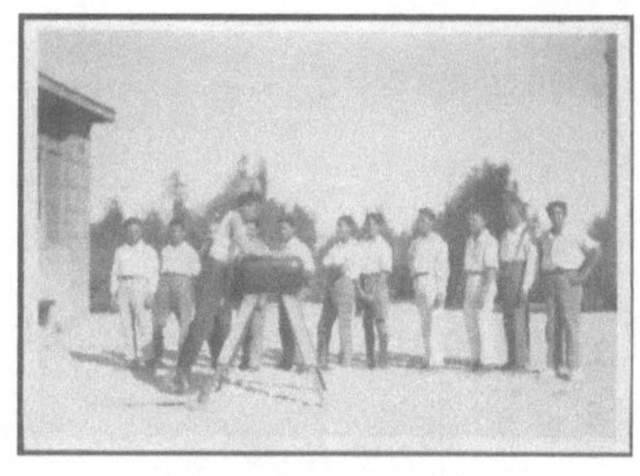

salto gimnástico [i62]

entrenamiento equilibrado podría ser el siguiente: día 1: trabajo de doma con ejercicios laterales, día 2: entrenamiento con cavalletti, día 3: movimiento ligero o descanso, día 4: trabajo de resistencia en la montaña, día 5: salto gimnástico. La documentación regular del progreso del entrenamiento es esencial [s179]. Anote las frecuencias cardíacas, los tiempos de recuperación y las observaciones cualitativas sobre la calidad del movimiento. Esto permite una evaluación objetiva del desarrollo y ayuda en la adaptación del programa de entrenamiento.

Glosario

Cavalletti

Barras de suelo especiales en soportes, ajustables en altura, utilizadas en el entrenamiento de caballos para mejorar el ritmo, la coordinación y el flujo de movimiento

cardiovascular

Se refiere al corazón (cardio) y los vasos sanguíneos (vascular) y su interacción en el cuerpo

neuromuscular

Describe la interacción entre nervios y músculos en el control del movimiento

Traversale

Un movimiento lateral del caballo, donde se desplaza hacia adelante-lateralmente sobre dos líneas de huella, con el cuerpo doblado en la dirección del movimiento

4. 1. 3. Desarrollo de fuerza

l desarrollo de fuerza en el caballo es un proceso fisiológico complejo, que se regula a nivel molecular mediante diversos mecanismos. La <u>hipertrofia muscular</u>, es decir, el aumento de las fibras musculares, ocurre principalmente a través del incremento de filamentos de proteínas en las células musculares [s182]. En este proceso, dos tipos de hipertrofia juegan un papel importante: la <u>hipertrofia miofibrilar</u> y la <u>hipertrofia sarcoplasmática</u> [s182]. Un factor decisivo para el desarrollo de fuerza es la proteína <u>miostatina</u>, que actúa como regulador natural del crecimiento muscular [s183]. Estudios han demostrado que la expresión de miostatina disminuye significativamente tras un entrenamiento específico, lo que conduce a un aumento en el tamaño de las fibras musculares. Esto es especialmente interesante para el diseño práctico del entrenamiento, ya que diferentes genotipos responden de manera diferente al entrenamiento [s183]. Por lo tanto, un programa de entrenamiento adaptado individualmente es de gran importancia. El desarrollo de la musculatura dorsal muestra diferentes fases temporales: ya en el corto plazo se puede evidenciar una hipertrofia de ciertos músculos de la espalda. Después de aproximadamente 30 días de entrenamiento continuo, el área de sección transversal total de la musculatura dorsal aumenta progresivamente en ambos lados del cuerpo [s184]. Un enfoque práctico sería planificar el entrenamiento en bloques de 4 semanas y documentar el desarrollo mediante mediciones regulares de las circunferencias musculares. Para un efectivo desarrollo de fuerza, la nutrición es fundamental. Las proteínas musculares se construyen a partir de aminoácidos, siendo especialmente importantes los aminoácidos esenciales metionina, lisina y treonina [s185]. Un consejo práctico es la alimentación específica de estos nutrientes en el entorno temporal del entrenamiento. Por ejemplo, el caballo debería recibir una comida rica en proteínas aproximadamente 1-2 horas antes del entrenamiento. La línea superior del caballo merece especial atención, ya que es fundamental para la capacidad de carga y la calidad del movimiento [s186]. Una línea superior débil puede tener diversas causas, desde falta de movimiento hasta problemas digestivos. Para contrarrestar esto de manera específica, se recomienda un enfoque holístico: además del entrenamiento, también se debe optimizar la salud digestiva y el suministro de proteínas. Un ejemplo práctico sería la integración de trabajo en pendiente junto con una suplementación proteica adaptada. La activación de <u>células satélite</u> juega un papel importante en la hipertrofia muscular [s183]. Esta se estimula mediante un entrenamiento específico, donde la intensidad y la frecuencia de la carga deben ser cuidadosamente dosificadas. Un protocolo de entrenamiento comprobado podría ser el siguiente: tres sesiones de entrenamiento por semana con un aumento progresivo de la intensidad, asegurando al menos un día de descanso entre las sesiones intensivas. El desarrollo muscular requiere tiempo y paciencia [s186]. Dependiendo del estado inicial del caballo, los progresos pueden hacerse visibles a diferentes velocidades. Es importante llevar una documentación regular del desarrollo, por ejemplo, mediante fotos desde diferentes perspectivas o mediciones de las circunferencias musculares. Esta documentación no solo ayuda en el control del éxito, sino que también permite un ajuste específico del programa de entrenamiento. Además del suministro de proteínas, las vitaminas y antioxidantes también juegan un papel importante, especialmente durante y después de sesiones de entrenamiento intensivas [s185]. Por lo tanto, un concepto de nutrición equilibrado debe proporcionar, además de proteínas de alta calidad, también estos micronutrientes en cantidades suficientes. En la práctica, esto significa, por ejemplo, la adición de vitamina E y selenio para apoyar la regeneración muscular.

Glosario

Célula satélite

Células madre especiales en el tejido muscular que pueden formar
nuevas células musculares según sea necesario y son importantes
para la regeneración muscular.

Miofibrilar

Se refiere a los elementos contráctiles del músculo que son
responsables del desarrollo de la fuerza.

Hipertrofia muscular

Un proceso de adaptación natural del músculo, donde el grosor de
las fibras musculares individuales aumenta mediante la mayor
incorporación de proteínas.

Sarcoplasmática

Se refiere al líquido dentro de la célula muscular que almacena
nutrientes y energía importantes.

Miostatina

Una proteína endógena que actúa como freno del crecimiento
muscular y puede variar genéticamente en su expresión.

4. 1. 4. Regeneración

a regeneración es un proceso fisiológico complejo que es crucial para el desarrollo muscular exitoso y el rendimiento del caballo. Se desarrolla en varias fases y puede ser optimizada mediante medidas específicas [s187]. El proceso de regeneración tras un entrenamiento intenso o lesiones se divide en tres fases principales: la fase inflamatoria, la fase de regeneración y la fase de remodelación [s187]. Es especialmente importante respetar tiempos de recuperación adecuados; un solo día entre sesiones de entrenamiento intensivo no es suficiente para garantizar una curación completa de los tejidos [s188]. Un enfoque práctico es la integración de al menos dos días de descanso después de sesiones de entrenamiento intensivo. La nutrición juega un papel clave en la fase de regeneración. La suplementación con <u>L-Carnitina</u> ha demostrado ser particularmente efectiva para acortar el tiempo de recuperación y permitir un regreso más rápido al entrenamiento [s188]. Un ejemplo concreto de suplementación sería la administración de L-Carnitina aproximadamente 30 minutos antes del entrenamiento y directamente después del esfuerzo. Los enfoques modernos de terapia regenerativa ofrecen posibilidades prometedoras para apoyar los procesos de curación. Tres procedimientos principales se han destacado en este ámbito [s189]: 1. Plasma rico en plaquetas (<u>PRP</u>): Esta terapia mejora la migración y proliferación celular y optimiza la síntesis de matriz. En la práctica, se utiliza frecuentemente en lesiones de tendones. 2. Antagonistas del receptor de interleucina-1: Este tratamiento reduce los procesos inflamatorios y es especialmente adecuado para enfermedades articulares degenerativas. 3. Terapia con células madre: Apoya la regeneración de tejidos dañados mediante la reducción de la inflamación y la promoción de la neoangiogénesis. Un método innovador para apoyar la regeneración de tejidos es la vibración de cuerpo completo [s187]. Esta forma de terapia mejora la circulación sanguínea y acelera el proceso de curación. Un ejemplo práctico de aplicación sería una terapia de vibración de 10 minutos después del entrenamiento, seguida de un ligero masaje. Para una rehabilitación óptima tras lesiones o fases de entrenamiento intensivo, se recomienda un programa estructurado que combine descanso y ejercicios específicos [s190]. La combinación de masajes regulares y la aplicación de preparaciones para el desarrollo muscular puede reducir significativamente el tiempo de rehabilitación. Investigaciones recientes muestran desarrollos interesantes en el ámbito de la <u>terapia de péptidos</u> [s191]. Los péptidos inyectables pueden mejorar la regeneración muscular, especialmente en caballos mayores, al aumentar la respuesta inmune y suprimir procesos pro-fibroticos. Sin embargo, este tratamiento debe realizarse únicamente en consulta con un veterinario. Un aspecto a menudo subestimado de la regeneración es la calidad de la curación de los tejidos. Una remodelación deficiente puede llevar a células de tejido alineadas de manera aleatoria, lo que afecta la resistencia estructural y la elasticidad del tejido [s187]. Para evitar esto, es esencial una reanudación gradual y controlada del entrenamiento. La combinación de diversas terapias regenerativas puede mejorar aún más los resultados de curación. Por ejemplo, la combinación del tratamiento PRP con terapia de ondas de choque extracorpóreas muestra resultados prometedores a través de la liberación aumentada de factores de crecimiento [s189].

Glosario

L-Carnitina

Una sustancia endógena que ayuda en el transporte de ácidos grasos a las mitocondrias, apoyando así la producción de energía a partir de grasas.

Plasma rico en plaquetas

Un componente sanguíneo obtenido mediante centrifugación que contiene una alta concentración de plaquetas. Estas son ricas en factores de crecimiento y pueden acelerar la curación.

Terapia de péptidos

Un método de tratamiento con cadenas cortas de proteínas que pueden influir de manera específica en ciertos procesos metabólicos en el cuerpo.

Resumen - 4. 1. Desarrollo Muscular

- La intensidad del entrenamiento para un óptimo desarrollo muscular se sitúa entre 2-5 series con 5-15 repeticiones y una carga subjetiva de 8/10.

- Para 1-3 repeticiones, se requieren pausas de 3-5 minutos, mientras que para 8-12 repeticiones son suficientes 1-2 minutos.

- Cada grupo muscular necesita al menos 48 horas de recuperación para un desarrollo muscular efectivo.

- La frecuencia cardíaca debería normalizarse a 60-64 latidos en un plazo de 2-3 minutos tras sesiones intensas.

- La hipertrofia muscular se produce a través de mecanismos miofibrilares y sarcoplasmáticos.

- La proteína miostatina actúa como un regulador natural del crecimiento muscular.

- Después de 30 días de entrenamiento continuo, la superficie total de la sección transversal de los músculos de la espalda aumenta de manera progresiva.

- Los aminoácidos metionina, lisina y treonina desempeñan un papel clave en el desarrollo muscular.

- La activación de células satélite es esencial para la hipertrofia muscular.

- La suplementación con L-carnitina reduce de manera comprobada el tiempo de recuperación.

- El plasma rico en plaquetas (PRP) mejora la migración celular y la síntesis de matriz.

- La combinación de PRP con terapia de ondas de choque potencia la liberación de factores de crecimiento.

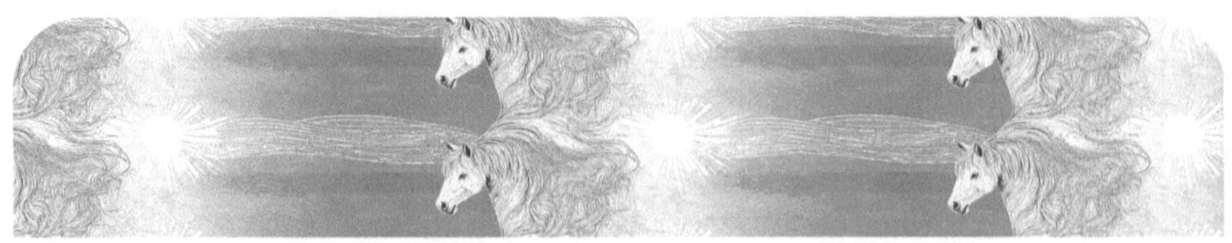

4. 2. Teoría del Movimiento

La teoría del movimiento en los caballos plantea preguntas fascinantes: ¿Cómo coordina un caballo sus complejos patrones de movimiento? ¿Qué principios biomecánicos le permiten alternar entre diferentes aires? ¿Y cómo se desarrolla la sensible interacción entre la musculatura, el sistema nervioso y el esqueleto? La investigación científica de los patrones de movimiento equinos ha avanzado significativamente en los últimos años. Desde el descubrimiento de factores genéticos hasta la comprensión de los procesos de control neurológico, el conocimiento sobre la fisiología del movimiento del caballo crece constantemente. Sin embargo, muchos aspectos, especialmente en el ámbito del ajuste coordinativo fino y la regulación del equilibrio, aún quedan por explorar. Para los propietarios de caballos, entrenadores y veterinarios, comprender la teoría del movimiento es de vital importancia. Forma la base para un entrenamiento adecuado, una terapia efectiva y una prevención de la salud. Los siguientes apartados iluminan los aspectos más importantes de la teoría del movimiento equino y muestran cómo se puede aplicar este conocimiento en la práctica.

„En velocidades medias, los caballos muestran una gran variación en los patrones de movimiento, desde el patrón diagonal en el trote hasta el patrón lateral en el paso.“

4. 2. 1. Tipos de marcha

os tipos de marcha del caballo son patrones de movimiento complejos y rítmicos, caracterizados por una coordinación precisa de las extremidades y de todo el cuerpo [s192]. Básicamente, se distingue entre marchas simétricas y asimétricas, siendo el paso, el trote y el tölting parte de las marchas simétricas, mientras que el galope se clasifica como una marcha asimétrica [s192]. Un ciclo de movimiento completo consta de diferentes fases: la fase de apoyo, en la que el casco tiene contacto con el suelo, la fase de impulso y la fase de suspensión [s193]. En la fase de apoyo, los expertos distinguen entre una fase inicial de desaceleración y una fase de propulsión subsiguiente, que se separan en la posición de apoyo medio [s193]. Un jinete experimentado puede sentir claramente estas fases y debe tenerlas en cuenta al entrenar al caballo. Cada caballo sano domina las marchas básicas de paso (lento) y galope (rápido) [s194]. Curiosamente, a velocidades medias se observa una gran variación en los patrones de movimiento, desde el patrón diagonal en el trote hasta el patrón lateral en el paso [s194]. En la evaluación de la calidad de la marcha, la coordinación temporal de la secuencia de los cascos juega un papel crucial [s195]. Jinetes y entrenadores deben prestar especial atención a la regularidad de la secuencia de los pies. Una particularidad son los llamados "caballos de marcha", que se caracterizan por marchas adicionales a velocidades medias [s194]. Una característica distintiva de estas marchas especiales es el "soporte de tres patas": un momento en el que tres cascos tienen contacto con el suelo al mismo tiempo [s194]. Esta habilidad es genética y está controlada por generadores de patrones centrales en la médula espinal [s194]. El componente genético de las marchas se ha esclarecido con el descubrimiento de la mutación DMRT3 [s196]. Esta mutación juega un papel importante en el desarrollo de diferentes razas de caballos con marchas especiales [s196]. Los criadores pueden hoy en día seleccionar específicamente ciertas predisposiciones de marcha a través de pruebas genéticas [s194]. Para el trabajo práctico con caballos, es esencial comprender los parámetros del paso. La frecuencia del paso se mide en pasos por segundo o Hertz [s192]. Al entrenar, se debe tener en cuenta que la precisión de los movimientos disminuye a medida que aumenta la velocidad [s195]. Esto es especialmente relevante al trabajar con caballos jóvenes o inexpertos. Las marchas alternativas como el pace o diferentes formas de ambling muestran patrones específicos de caída de pies [s196].

En el pace, por ejemplo, las patas de un lado del cuerpo se mueven de manera sincronizada, mientras que en el trote los pares de patas diagonales trabajan juntos [s196]. Estas diferencias deben ser consideradas en el entrenamiento y la formación. Para mantener la salud del caballo, es importante respetar y fomentar los patrones de movimiento naturales. La supervisión de los parámetros temporales del paso puede ayudar a detectar irregularidades a tiempo [s195]. Tecnologías modernas como <u>dispositivos inerciales</u> (IMU) apoyan el análisis preciso de los movimientos [s195]. Se debe prestar especial atención al desarrollo de las marchas básicas antes de entrenar marchas especiales o artificiales. La calidad del movimiento se manifiesta especialmente en la regularidad y armonía de las secuencias de paso [s192]. Es importante tener en cuenta que las fases de apoyo e impulso deben estar en una relación equilibrada [s193].

Glosario

Dispositivo inercial

Sensores electrónicos para medir aceleración, rotación y dirección del movimiento. Permiten un análisis detallado del movimiento del caballo sin tecnología de video.

Fase de suspensión

Fase en el ciclo de movimiento del caballo en la que ningún casco tiene contacto con el suelo - también conocida como fase de flotación. Especialmente evidente en el trote y el galope.

Mutación DMRT3

Cambio genético en el cromosoma 23, conocido como 'gen de marcha', que permite la ejecución de marchas adicionales como el tölting o el pace.

4. 2. 2. Coordinación

La coordinación en el caballo es una interacción compleja de diversos sistemas que va más allá de la mera actividad muscular. Se basa en la precisa colaboración entre el cerebro, la médula espinal y el aparato locomotor [s197]. Esto se hace especialmente evidente en las transiciones fluidas entre diferentes aires, que requieren una sincronización altamente precisa de todos los sistemas involucrados. El control postural desempeña un papel central en este proceso. Incluye diversos procesos sensoriomotores que son responsables del equilibrio tanto en situaciones estáticas como dinámicas [s198]. Por ejemplo, un caballo debe ajustar continuamente su centro de gravedad al pasar del paso al trote, lo que solo es posible mediante una excelente coordinación. Los jinetes pueden apoyar estas transiciones trabajando primero en la zona de confort del caballo y aumentando gradualmente las exigencias [s199]. La propriocepción, es decir, la percepción de la propia posición corporal en el espacio, es fundamental para la capacidad de rendimiento coordinativo. Una alteración de esta habilidad puede llevar a importantes trastornos de coordinación y pérdida de fuerza [s200]. En la práctica, esto se manifiesta, por ejemplo, cuando un caballo necesita ser rehabilitado tras una lesión. En este caso, se recomienda comenzar con ejercicios de coordinación simples en un suelo firme y nivelado, aumentando gradualmente la complejidad. Curiosamente, los cambios de aires no solo sirven para la eficiencia energética, sino también para la estabilidad. Investigaciones científicas han demostrado que la transición del paso al trote aumenta la robustez frente a perturbaciones laterales [s197]. Esto explica por qué los caballos a menudo prefieren el trote al paso en terrenos irregulares. Para los jinetes y entrenadores, esto significa que deben tener en cuenta esta tendencia natural al trabajar en el campo y permitir que el caballo elija el aire cuando se trata de estabilidad y seguridad.

La coordinación puede mejorarse mediante intervenciones terapéuticas específicas [s198]. Es importante estimular diferentes canales sensoriales. En la práctica, han demostrado ser efectivos los ejercicios con diferentes tipos de suelo, el trabajo con <u>Cavaletti</u> o el montar sobre troncos. Estos ejercicios no solo fomentan la coordinación, sino que también ayudan a identificar y corregir patrones de

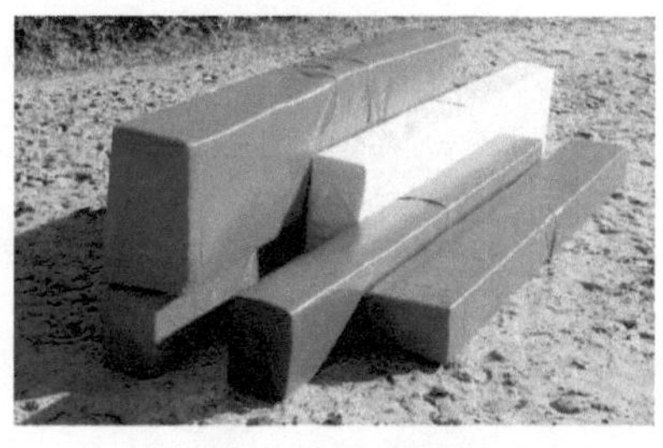

Cavaletti [i63]

compensación ocultos [s199]. A partir del aire básico "trote", se pueden desarrollar nueve aires diferentes mediante la variación de la inclinación del cuerpo y la carga de las piernas [s201]. Esto ilustra la enorme capacidad de adaptación del aparato locomotor equino. Para el entrenamiento, esto significa que es posible un desarrollo gradual de las habilidades coordinativas, prestando siempre atención a la predisposición individual y la condición física del caballo. No se debe subestimar la componente neurológica de la coordinación. Las alteraciones en la transmisión de señales entre el cerebro y los músculos pueden afectar significativamente la capacidad de rendimiento coordinativo [s200]. Por lo tanto, los controles veterinarios regulares son esenciales para detectar y tratar problemas neurológicos de manera temprana. Para el trabajo práctico con caballos, esto significa que es fundamental un desarrollo sistemático de las habilidades coordinativas. Se debe proceder según el principio "de fácil a difícil" y "de simple a complejo". Es especialmente importante dar al caballo suficiente tiempo para desarrollar sus habilidades coordinativas y evitar sobrecargas.

Glosario

Cavaletti

Barras de suelo especialmente diseñadas sobre caballetes bajos, que se pueden ajustar a diferentes alturas. Sirven como ayuda de entrenamiento para mejorar los movimientos y la coordinación.

postural

Se refiere a la postura corporal y su control. Un sistema de reflejos y actividades musculares que regula la posición erguida y el equilibrio del cuerpo.

Propriocepción

Un sistema sensorial que percibe la posición y el movimiento del cuerpo en el espacio a través de receptores especiales en músculos, tendones y articulaciones. Especialmente importante para el movimiento seguro y el equilibrio en el caballo.

4. 2. 3. Equilibrio

l equilibrio de un caballo es fundamental para su salud, rendimiento y la interacción armónica con el jinete. Un caballo equilibrado puede moverse de manera eficiente y es menos propenso a lesiones [s202]. El desarrollo y mantenimiento del equilibrio es un proceso complejo que abarca diversos aspectos de la Biomecánica y el control del movimiento. Un principio importante es que la verdadera fuerza solo puede construirse sobre la base de la estabilidad. Cuando un caballo intenta encontrar su equilibrio o adopta una postura torcida, no puede desarrollar el tipo de fuerza que conduce a un mejor rendimiento [s202]. En la práctica, esto significa que primero se debe trabajar en la estabilidad antes de concentrarse en ejercicios de fuerza. Esto se puede lograr mediante ejercicios específicos de colocación de pies y control de las articulaciones vertebrales. La biomecánica del caballo se basa en cuatro dimensiones de movimiento que deben ser consideradas en un sistema de entrenamiento moderno y amigable para los caballos [s203]. Es importante que el jinete entienda cómo interactúan estas dimensiones. Un enfoque práctico es comenzar con ejercicios simples de desplazamiento de peso y desarrollarlos gradualmente hacia secuencias de movimiento más complejas. La alineación del jinete juega un papel crucial en el equilibrio del caballo. Los hombros del jinete deben estar relajados y alineados directamente sobre la pelvis [s204]. Una espalda de caballo estable y recta facilita al jinete la percepción de su propia posición. En la práctica, se recomienda revisar regularmente la propia postura y, si es necesario, mejorarla mediante ejercicios específicos. La hipoterapia proporciona hallazgos interesantes: los impulsos rítmicos de movimiento que emanan del lomo del caballo estimulan los mecanismos reflexivos posturales [s205]. Este hallazgo también se puede aplicar al entrenamiento de caballos sanos. A través de un entrenamiento específico, se puede mejorar la sincronización entre los movimientos del caballo y del jinete [s206], lo que conduce a una mejor movilidad funcional. El trabajo en la flexibilidad del caballo es un primer paso esencial para mejorar la rectitud [s204]. Los ejercicios prácticos pueden realizarse inicialmente en reposo antes de trasladarlos al movimiento. Se debe prestar especial atención a la carga uniforme de ambos lados del cuerpo, ya que las asimetrías pueden llevar a una disminución de la fuerza central. Un aspecto importante del equilibrio es la conciencia corporal del caballo. Para lograr estabilidad, el caballo necesita una mayor conciencia y control sobre la colocación de sus pies, así como la capacidad de mantener la alineación de sus articulaciones vertebrales durante el movimiento [s202]. Esto se puede fomentar a través de ejercicios específicos de trabajo en el suelo, donde el caballo aprende a colocar sus pies de manera intencionada y a controlar su cuerpo de forma consciente. El desarrollo del equilibrio debe llevarse a cabo de manera sistemática y sin presión temporal. Investigaciones científicas muestran que la estabilidad mejora con la práctica, lo que se refleja en una disminución de las desviaciones del centro de presión [s205]. Para entrenadores y jinetes, esto significa que deben dar a sus caballos suficiente tiempo para desarrollar y consolidar nuevos patrones de movimiento.

Glosario

Biomecánica

La ciencia que se ocupa de las leyes mecánicas en organismos vivos. En caballos, investiga las fuerzas y movimientos que actúan sobre huesos, articulaciones y músculos.

mecanismos reflexivos posturales

Reacciones corporales automáticas que sirven para mantener la postura y el equilibrio del cuerpo. Estos reflejos son controlados por órganos sensoriales en el oído interno, en músculos y articulaciones.

Resumen - 4. 2. Teoría del Movimiento

- La mutación DMRT3 determina en gran medida la capacidad para gaitas especiales como el Tölt o el Pace.

- Los animales de marcha se caracterizan por un "soporte de tres patas" a velocidad media.

- La precisión de los movimientos disminuye sistemáticamente con el aumento de la velocidad.

- La transición del paso al trote aumenta de manera comprobable la robustez frente a perturbaciones laterales.

- A partir de la marcha básica "trote", se pueden desarrollar nueve gaitas diferentes mediante la variación de la inclinación del cuerpo.

- El control postural abarca procesos sensoriomotores para el equilibrio estático y dinámico.

- Una alteración de la propriocepción conduce a una pérdida de fuerza medible y a trastornos de coordinación.

- Los impulsos rítmicos del movimiento del lomo del caballo estimulan directamente los mecanismos reflejos posturales.

- Las asimetrías en el movimiento conducen a una reducción comprobable de la fuerza del núcleo.

- La estabilidad mejora con la práctica, medible a través de la reducción de las desviaciones del centro de presión.

- El verdadero desarrollo de la fuerza solo es posible sobre la base de un equilibrio estable, no en posturas de compensación.

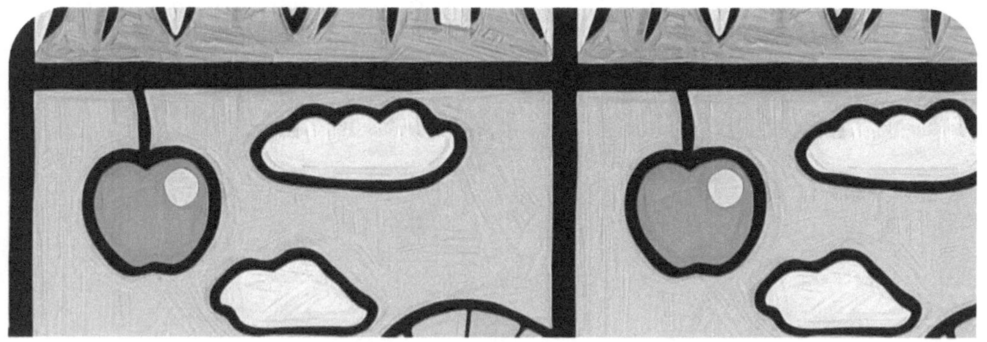

4. 3. Optimización del Rendimiento

a optimización del rendimiento deportivo en caballos plantea preguntas complejas: ¿Cómo se puede diseñar el entrenamiento para que sea tanto efectivo como saludable? ¿Qué parámetros fisiológicos deben tenerse en cuenta para evitar la sobrecarga? ¿Y cómo puede una planificación sistemática del entrenamiento contribuir a la prevención de lesiones? La investigación científica de los últimos años ha demostrado que la optimización del rendimiento en caballos requiere una interacción finamente ajustada entre el control de la carga, la planificación estructurada del entrenamiento y las medidas preventivas. En este contexto, tanto los parámetros medibles como la frecuencia cardíaca y los niveles de lactato, como la constitución individual del caballo, juegan un papel decisivo. El desafío consiste en encontrar el equilibrio adecuado entre los estímulos de entrenamiento y la regeneración, una tarea que requiere un conocimiento sólido sobre los fundamentos de la fisiología del entrenamiento. Las siguientes secciones muestran cómo se pueden integrar los conocimientos modernos de la fisiología del deporte en el trabajo práctico de entrenamiento.

„La regla 80/20 establece que aproximadamente el 80% del entrenamiento debe realizarse en la zona de baja intensidad para garantizar un desarrollo sostenible del rendimiento.“

4. 3. 1. Control de la carga de trabajo

l control profesional de la carga de trabajo es un componente central para el desarrollo sostenible del rendimiento y la salud de los caballos de deporte. Se basa en la supervisión sistemática y la adaptación de los estímulos de entrenamiento, considerando tanto los parámetros fisiológicos como biomecánicos [s207]. Un principio fundamental del control de la carga de trabajo es la regla 80/20, que establece que aproximadamente el 80% del entrenamiento debe realizarse en el rango de baja intensidad [s208]. Esto es especialmente importante para el desarrollo a largo plazo de los caballos jóvenes, donde se debe evitar una sobrecarga prematura. Un ejemplo práctico sería la planificación de una semana típica de entrenamiento: de cinco días de entrenamiento, cuatro deberían estar en el rango de intensidad moderada, mientras que solo un día está destinado a entrenamiento de alta intensidad. La monitorización de la frecuencia cardíaca juega un papel central en el control de la carga de trabajo. Los estudios han demostrado que los caballos con frecuencias cardíacas más bajas durante la fase de calentamiento y frecuencias cardíacas máximas más altas durante las fases de carga intensa rinden mejor [s209]. Para los entrenadores, esto significa que deben vigilar la frecuencia cardíaca de sus caballos durante el calentamiento; idealmente, esta debería estar entre el 40-50% de la frecuencia cardíaca máxima durante la fase de calentamiento. La variabilidad de la frecuencia cardíaca (<u>HRV</u>) se ha establecido como un indicador importante para el control del entrenamiento [s210]. Los entrenadores deben medir regularmente los valores de HRV de sus caballos por la mañana en reposo. Una caída significativa en la HRV puede indicar sobrecarga y debe llevar a una reducción inmediata de la intensidad del entrenamiento. La rehabilitación tras lesiones requiere una atención especial. Aquí, el uso de sistemas de soporte dinámico ha demostrado ser eficaz, permitiendo un control preciso de la carga [s211]. Estos sistemas permiten un aumento gradual de la carga, por ejemplo, mediante la restricción controlada de la extensión de la articulación del casco durante diferentes fases de movimiento. La monitorización de los niveles de lactato en sangre se ha demostrado como un parámetro particularmente significativo para evaluar la adaptación al entrenamiento [s212]. Los entrenadores deben realizar mediciones de lactato regulares durante pruebas de carga estandarizadas para determinar el umbral anaeróbico individual de sus caballos y ajustar el entrenamiento en consecuencia. Un error común en la práctica del entrenamiento es subestimar los signos de sobreentrenamiento. Los estudios han demostrado que la condición física de los caballos de deporte puede disminuir durante fases de entrenamiento intenso [s213]. Por lo tanto, los entrenadores deben establecer un monitoreo sistemático que considere no solo los parámetros de rendimiento, sino también los cambios de comportamiento y los tiempos de recuperación. Para la implementación práctica, se recomienda llevar un diario de entrenamiento detallado, en el que se registren no solo los valores medidos objetivamente, sino también las observaciones subjetivas [s207]. Esto permite identificar tendencias a largo plazo y ajustar el entrenamiento en consecuencia. Un esquema probado es la evaluación semanal de los datos recopilados, seguida de un ajuste del entrenamiento para la semana siguiente. La capacidad de adaptación individual de los caballos debe ser considerada especialmente. Curiosamente, los estudios muestran que los caballos con parámetros de rendimiento iniciales más bajos a menudo pueden lograr los mayores avances en el entrenamiento [s212]. Esto subraya la importancia de un enfoque paciente y sistemático para el desarrollo del rendimiento. Para un control óptimo de la carga de trabajo, es esencial registrar y relacionar tanto los parámetros de carga externos (por ejemplo, volumen de entrenamiento, intensidad) como los parámetros de carga internos (por ejemplo, frecuencia cardíaca, valores de lactato) [s207]. Esto permite una calibración precisa de la carga de entrenamiento según el estado físico individual del caballo y ayuda a encontrar el equilibrio óptimo entre carga y recuperación.

Glosario

Variabilidad de la frecuencia cardíaca
Intervalo temporal entre latidos individuales, que proporciona
información sobre la adaptabilidad del corazón y la interacción
entre el sistema simpático y parasimpático

Lactato
Producto del metabolismo que se produce durante el trabajo
muscular intenso sin un suministro adecuado de oxígeno y puede
llevar a la acidificación de los músculos

4. 3. 2. Planificación del entrenamiento

na planificación sistemática del entrenamiento es fundamental para el desarrollo exitoso del rendimiento de los caballos de deporte. La planificación sigue el principio de la periodización, que estructura diferentes ciclos y fases de entrenamiento de manera secuencial [s214]. La base es el entrenamiento básico, que se caracteriza por sesiones de entrenamiento más largas y moderadas. En esta fase, el enfoque está en el desarrollo de la capacidad aeróbica y en la construcción de la resistencia básica [s215]. Un bloque de entrenamiento típico podría consistir, por ejemplo, en tres sesiones de 45 minutos por semana, en las que el caballo se mueve principalmente al trote y al galope ligero. Después de la fase básica, se produce un aumento sistemático mediante la integración de estímulos de entrenamiento específicos. Aquí se utilizan cada vez más el entrenamiento por intervalos y las unidades de velocidad específicas [s216]. Un entrenamiento por intervalos probado podría ser el siguiente: después de un calentamiento de 15 minutos, se siguen de 4 a 6 intervalos de 2-3 minutos de intensidad aumentada, interrumpidos por 3-4 minutos de recuperación activa al paso. El concepto de "Peaking" tiene una importancia especial, es decir, la gestión específica de la forma hacia un pico de competición [s217]. Aproximadamente dos semanas antes de competiciones importantes, se inicia una fase de Tapering, en la que el volumen de entrenamiento se reduce entre un 40-90%, mientras que la intensidad de las sesiones restantes se mantiene alta. Esta estrategia puede aumentar el rendimiento en competición entre un 3-6%. La Blockperiodización se ha demostrado como un concepto efectivo, en el que se abordan objetivos de entrenamiento específicos en bloques concentrados [s214]. Un bloque típico de 4 semanas podría, por ejemplo, centrarse inicialmente en la resistencia, seguido de una semana de entrenamiento de fuerza intenso, una semana de entrenamiento de velocidad y una semana de recuperación.

Para la implementación práctica, es esencial un equilibrio entre carga y recuperación [s216]. Los entrenadores deben tener en cuenta las siguientes reglas básicas:
- Al menos un día completo de descanso por semana
- Alternancia entre sesiones de entrenamiento intensivas y regenerativas
- Control regular de la capacidad de recuperación mediante la observación de patrones de comportamiento y parámetros vitales

La integración del entrenamiento mental en la planificación del entrenamiento está ganando cada vez más importancia [s216]. Por ejemplo, se pueden incluir paseos tranquilos en la naturaleza o ejercicios de relajación específicos durante las fases de recuperación. Un aspecto a menudo subestimado es el equilibrio entre el entrenamiento de fuerza y el de resistencia [s215]. Esto se puede implementar prácticamente mediante la integración de trabajo en pendiente o galopes controlados en subida para el desarrollo de la fuerza, mientras que fases más largas de trote en terreno llano sirven para el desarrollo de la resistencia.

La planificación del entrenamiento también debe tener en cuenta las necesidades individuales y las capacidades de adaptación del caballo [s214]. Los entrenadores deben establecer un sistema de monitoreo detallado que incluya los siguientes aspectos:
- Documentación diaria del contenido y volumen del entrenamiento
- Registro regular de parámetros de rendimiento
- Protocolo de tiempos de recuperación y comportamientos anómalos

La nutrición juega un papel importante de apoyo en la planificación del entrenamiento [s216]. El plan de nutrición debe adaptarse a la fase de entrenamiento correspondiente, aumentando las necesidades energéticas en fases intensivas. Para el desarrollo a largo plazo, es importante integrar unidades de prueba regulares en la planificación para verificar el éxito del entrenamiento y realizar ajustes si es necesario. Estas pruebas deben llevarse a cabo en condiciones estandarizadas para obtener resultados comparables.

Blockperiodización

Un concepto moderno de entrenamiento en el que se entrenan diferentes objetivos en períodos de tiempo concentrados y consecutivos, en lugar de desarrollar múltiples habilidades de manera paralela.

Peaking

Un método de entrenamiento del deporte de alto rendimiento, en el que se alcanza el pico de rendimiento en el momento deseado mediante la gestión específica de la carga de entrenamiento.

Tapering

Una técnica de entrenamiento en la que la carga de entrenamiento se reduce sistemáticamente antes de una competición para disminuir la fatiga y alcanzar un rendimiento óptimo.

4. 3. 3. Prevención de lesiones

a prevención de lesiones es un tema complejo y importante en el deporte ecuestre, ya que anualmente aproximadamente el 16% de los caballos de deporte sufren lesiones significativas en los tejidos blandos, lo que lleva a interrupciones en el entrenamiento [s218]. Por lo tanto, un enfoque sistemático de prevención es esencial para la salud a largo plazo de los caballos. La $1 juega un papel central en la prevención de lesiones. Los entrenadores deben comprender a fondo los requisitos específicos de su disciplina, ya que la mayoría de las lesiones relacionadas con el entrenamiento son evitables con un entendimiento biomecánico correcto [s219]. Un ejemplo práctico: en caballos de doma, se debe prestar especial atención a la carga uniforme de ambos lados del cuerpo. Esto se puede lograr mediante cambios regulares de mano y sesiones de trabajo equilibradas en ambas manos. La sobrecarga repetida ha sido identificada como la principal causa de lesiones en tejidos blandos [s218]. Esto a menudo surge de una combinación de fatiga, cojeras existentes y una conformación desfavorable. Para contrarrestar esto, se recomienda la integración de Cross-Training en el plan de entrenamiento [s220]. Un programa efectivo de Cross-Training podría consistir, por ejemplo, en una combinación de trabajo de doma, sesiones controladas de campo y ejercicios de gimnasia en la cuerda. La calidad del suelo juega un papel decisivo en la prevención de lesiones [s221]. Los entrenadores deben acostumbrar sistemáticamente a sus caballos a diferentes superficies [s220]. Un enfoque práctico sería estructurar el entrenamiento de la siguiente manera: calentamiento en suelo firme y nivelado, fase principal de trabajo en la superficie específica de la disciplina y fase de relajación nuevamente en suelo firme. Las tecnologías modernas ofrecen oportunidades innovadoras para la prevención de lesiones. En particular, en la prevención de contracturas musculares, la terapia de ondas de choque, la termoimagen infrarroja y las electroterapias han demostrado ser efectivas [s222]. Sin embargo, estos métodos deben utilizarse siempre en consulta con el veterinario tratante.

Un aspecto a menudo subestimado es la importancia de la fuerza del tronco del caballo [s220]. Un entrenamiento específico de estabilización del tronco se puede lograr mediante ejercicios específicos. Ejercicios prácticos para esto son:
- Trabajo con barras al paso y al trote
- Entrenamiento con cavalettis a diferentes distancias
- Trabajo en pendiente
- Retroceso en línea recta

Las condiciones de alojamiento influyen significativamente en el riesgo de lesiones. Los estudios muestran que el alojamiento exclusivo en establos aumenta el riesgo de lesiones en tejidos blandos [s218]. Una medida preventiva es garantizar suficiente movimiento también fuera del entrenamiento, idealmente mediante pastoreo regular o estancia en paddock.

Un programa integral de prevención también debe incluir el control y cuidado regular de los pies, dientes y equipo [s219]. Un plan de control práctico podría ser el siguiente:
- Control diario de los cascos antes y después del entrenamiento
- Control mensual del equipo por desgaste
- Control dental semestral por parte del veterinario
- Ajuste regular de la silla

El desarrollo de módulos educativos para entrenadores, propietarios y veterinarios es una parte importante de la prevención de lesiones [s221]. Estos deben transmitir especialmente el reconocimiento de señales de advertencia tempranas y la importancia de las medidas preventivas. Una fase adecuada de calentamiento y enfriamiento es fundamental para la prevención de lesiones [s219]. Un programa de calentamiento estructurado debe incluir al menos 15-20 minutos y aumentar gradualmente la intensidad. La fase de enfriamiento debe ser de duración similar y concluir con elementos de relajación y estiramiento.

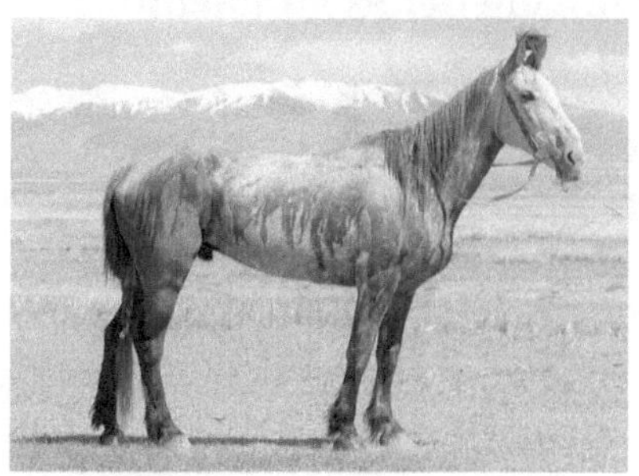

Conformación [i64]

Glosario

Conformación
La estructura física y la apariencia externa de un caballo,
especialmente en relación con las proporciones y la relación entre
las partes del cuerpo.

Cross-Training
Método de entrenamiento que combina diferentes deportes o formas
de ejercicio para evitar cargas unilaterales y mejorar la condición
física general.

Termoimagen
Método de imagen que hace visibles las diferencias de temperatura
en el cuerpo y se utiliza para detectar inflamaciones o trastornos
circulatorios.

Resumen - 4. 3. Optimización del Rendimiento

- La regla 80/20 establece que el 80% del entrenamiento debe realizarse en la zona de baja intensidad. Las frecuencias cardíacas más bajas durante la fase de calentamiento se correlacionan con un mejor rendimiento. Una caída significativa de la variabilidad de la frecuencia cardíaca indica sobrecarga. Los sistemas de soporte dinámico permiten un control preciso de la carga en la rehabilitación. Los caballos con parámetros de rendimiento inicialmente peores a menudo muestran los mayores progresos en el entrenamiento. La fase de tapering reduce el volumen de entrenamiento un 40-90% dos semanas antes de las competiciones. La periodización por bloques concentra objetivos de entrenamiento específicos en bloques de 4 semanas. El 16% de los caballos de deporte sufren lesiones significativas de tejidos blandos anualmente. El cross-training reduce el riesgo de lesiones mediante la variación de las formas de carga. La terapia de ondas de choque y la termografía infrarroja han demostrado ser efectivas en la prevención de contracturas musculares. El mantenimiento exclusivo en establos aumenta comprobablemente el riesgo de lesiones de tejidos blandos. La combinación de fatiga, cojeras existentes y una conformación desfavorable es la principal causa de lesiones de tejidos blandos.

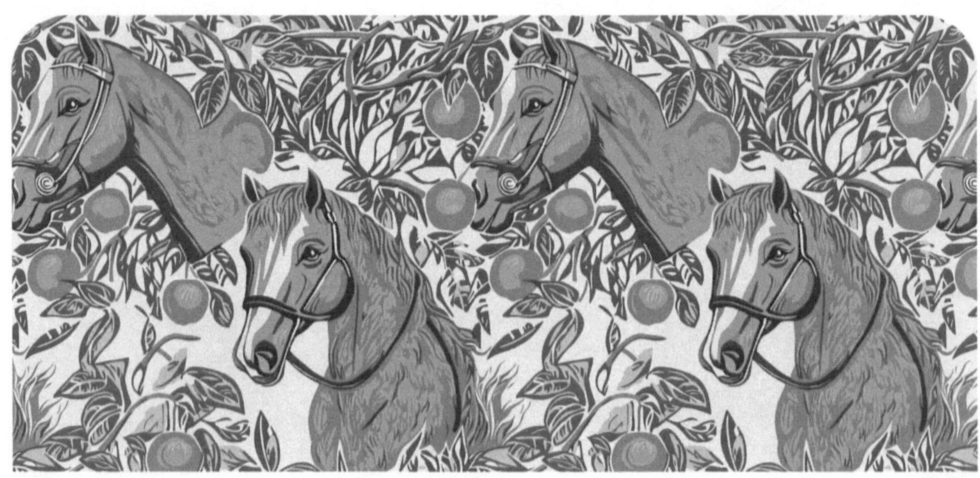

- La hipertrofia muscular se produce por el aumento de filamentos de proteínas, diferenciándose entre hipertrofia miofibrilar y sarcoplasmática.

- La proteína miostatina actúa como un regulador natural del crecimiento muscular y su expresión disminuye significativamente tras el entrenamiento.

- La musculatura de la espalda muestra un aumento progresivo de la sección transversal total ya después de 30 días de entrenamiento continuo.

- La activación de células satélite juega un papel importante en la hipertrofia muscular y se estimula mediante un entrenamiento específico.

- La variabilidad de la frecuencia cardíaca (VFC) se ha establecido como un indicador importante para la regulación del entrenamiento.

- La periodización bloqueada permite un enfoque concentrado en objetivos de entrenamiento específicos en bloques de tiempo definidos.

- Aproximadamente el 16% de los caballos de deporte sufren anualmente lesiones significativas en tejidos blandos.

- La mutación DMRT3 juega un papel importante en el desarrollo de diferentes razas de caballos con aires especiales.

- El control postural abarca procesos sensoriomotores para el equilibrio en situaciones estáticas y dinámicas.

- La propriocepción es fundamental para la capacidad de rendimiento coordinativo y su alteración conduce a trastornos de coordinación.

- La transición del paso al trote aumenta la robustez frente a perturbaciones laterales.

- La integración del entrenamiento cruzado en el plan de entrenamiento reduce el riesgo de lesiones por cargas unilaterales.

- Tecnologías modernas como la terapia de ondas de choque y la termografía infrarroja han demostrado ser efectivas en la prevención de lesiones.
- La fase de tapering antes de las competiciones, con un volumen de entrenamiento reducido del 40-90%, puede aumentar el rendimiento entre un 3-6%.

Ofertas adicionales gratuitas planificadas

Nos complace poder ofrecerle en el futuro materiales complementarios gratuitos para este libro:

- Un capítulo bonus exclusivo con contenido adicional
- Un resumen compacto de todo el libro en formato PDF

Se prevé que estos materiales se publiquen en enero de 2025.
Le invitamos a visitar nuestro sitio web hoy mismo. Cuando se lance nuestro servicio de boletín (previsto para enero de 2025), podrá registrarse para recibir actualizaciones y no perderse ninguna novedad sobre las ofertas adicionales gratuitas.

SaageBooks.com/es/salud_equina-bonus-SMIMQX

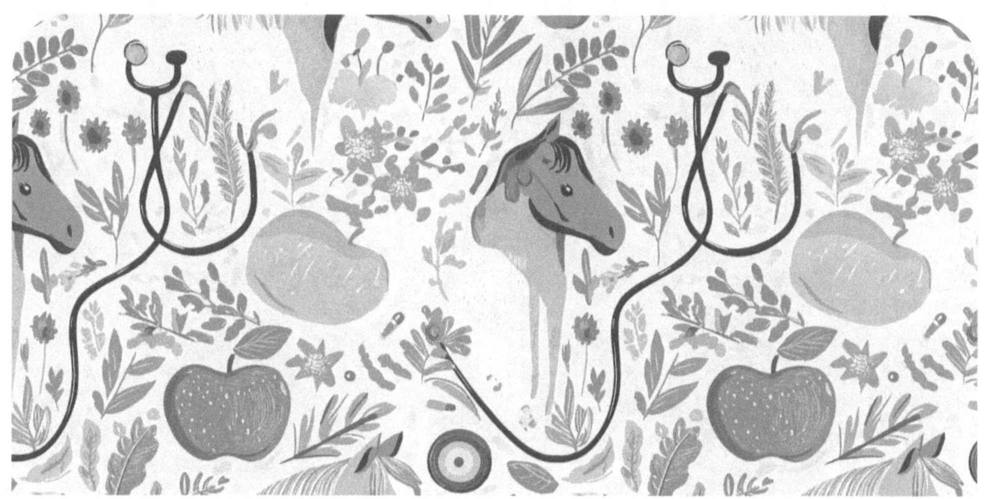

Estimados lectores,

Me siento profundamente honrado de que hayan dedicado tiempo a leer mi libro de principio a fin. Como autor, mi mayor deseo es proporcionarles ideas valiosas y orientación práctica. Su confianza en mi trabajo significa mucho para mí. Espero que la lectura haya sido enriquecedora para ustedes. Si tienen alguna pregunta o sugerencia, no duden en contactarme a través de nuestro sitio web.

Si han disfrutado de este libro, agradecería enormemente una reseña honesta. Su opinión es importante para mí y ayuda a otros lectores a tomar su decisión. Pueden dejar fácilmente su valoración honesta en la plataforma de venta donde compraron el libro.
¡Gracias por su apoyo!

Artemis Saage

Saage Media GmbH

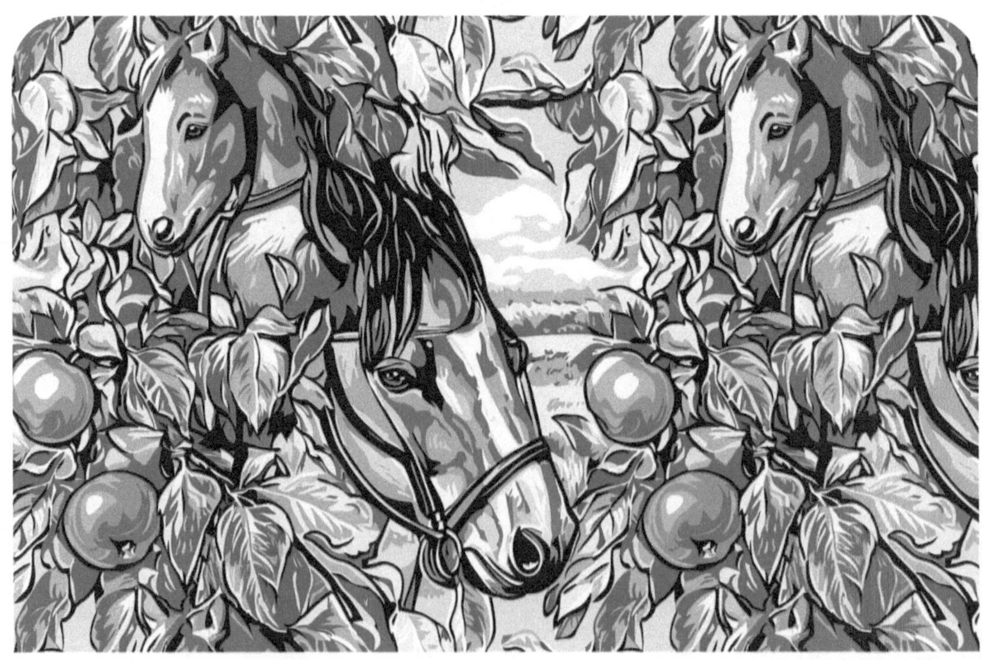

SaageBooks.com/es

¡Descubre más! Nuestro sitio web editorial te ofrece una variada selección de libros adicionales y publicaciones emocionantes. Además de contenido gratuito y materiales exclusivos de bonificación, encontrarás información detallada sobre nuestras obras. Explora nuestra extensa oferta digital y déjate inspirar por experiencias adicionales de lectura. Como servicio especial, ofrecemos contenido tanto gratuito como de pago para complementar perfectamente tu experiencia de lectura.

SaageBooks.com/es

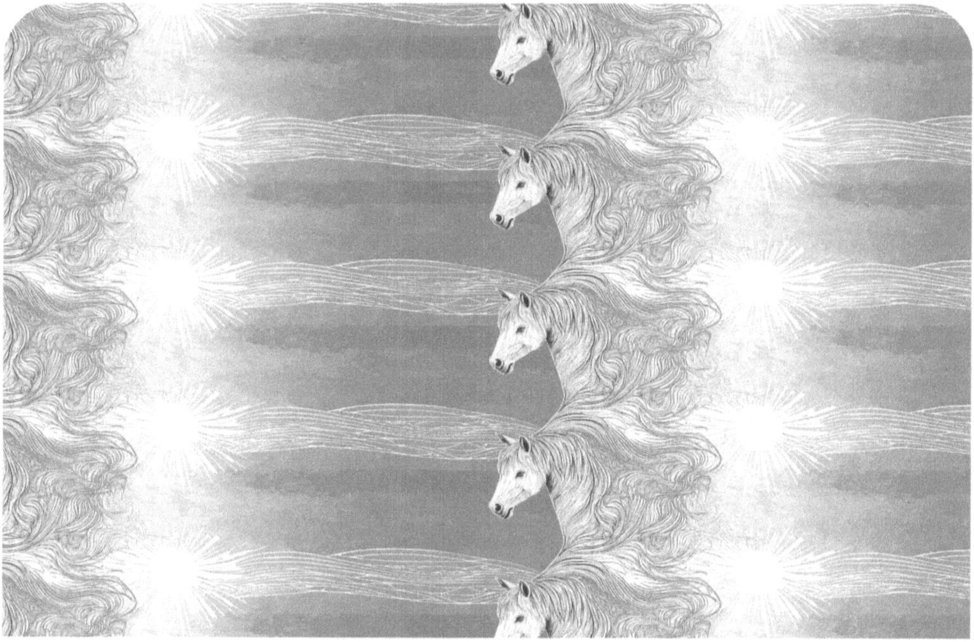

Fuentes

Mi sincero agradecimiento a todos los autores de las fuentes científicas y no científicas citadas, a los operadores de los sitios web referenciados y a los creadores de las imágenes, gráficos y estudios utilizados, cuyo valioso trabajo ha contribuido significativamente a la creación de este libro.
Para más información, le recomiendo visitar los sitios web de las fuentes enlazadas.

Todas las fuentes fueron consultadas por última vez el: 2024-12-04

[s1] - https://www.nature.com/articles/s41598-024-75960-7
Autor:	Jindi Wu, Heya Na, Fan Bai, Siyu Li, Hao Gao, Rina Sha	**Título:**	Preparation and tissue structure analysis of horse bone collagen peptide
Fecha de lanzamiento:	28 October 2024	**Sitio web:**	Nature
Editorial:	Scientific Reports		

[s2] - https://www.nature.com/articles/s41598-018-29655-5
Autor:	J. Oinas, A. P. Ronkainen, L. Rieppo, M. A. J. Finnilä, J. T. Iivarinen, P. R. van Weeren, H. J. Helminen, P. A. J. Brama, R. K. Korhonen, S. Saarakkala	**Título:**	Composition, structure and tensile biomechanical properties of equine articular cartilage during growth and maturation
por:	Nature Research	**Fecha de lanzamiento:**	27 July 2018
Sitio web:	Nature	**Editorial:**	Scientific Reports

[s3] - https://avmajournals.avma.org/downloadpdf/view/journals/ajvr/52/1/ajvr.1991.52.01.133.pdf
Autor:	David A. Wilson, DVM, MS; Gordon J. Baker, BVSc, PhD; Gerald J. Pijanowski, DVM, PhD; Michael J. Boero, DVM, MS; Robert R. Badertscher II, DVM, PhD	**Título:**	Composition and morphologic features of the interosseous muscle in Standardbreds and Thoroughbreds
Fecha de lanzamiento:	January 1991	**Sitio web:**	AVMA Journals
Editorial:	American Veterinary Medical Association		

[s4] - https://optionsforanimals.com/wp-content/uploads/2019/02/Ex_and_Tx_of_Eq_Back_Pain.pdf
Autor:	Kevin K. Haussler, DVM, DC, PhD	**Título:**	Review of the Examination and Treatment of Back and Pelvic Disorders
por:	Gail Holmes Equine Orthopaedic Research Center, Colorado State University	**Sitio web:**	optionsforanimals.com
Editorial:	American Association of Equine Practitioners		

[s5] - https://www.mdpi.com/2076-2615/11/1/234
Autor:	Gravrok, J., et al.	**Título:**	Beyond the Benefits of Assistance Dogs: Exploring Challenges Experienced by First-Time Handlers
por:	MDPI	**Fecha de lanzamiento:**	2019
Sitio web:	MDPI	**Editorial:**	MDPI

[s6] - https://www.nature.com/articles/s41598-020-65339-9
Autor:	Ryotaro Nagakura, Masahito Yamamoto, Juhee Jeong, Nobuyuki Hinata, Yukio Katori, Wei-Jen Chang, Shinichi Abe	**Título:**	Switching of Sox9 expression during musculoskeletal system development
por:	Nature Publishing Group	**Fecha de lanzamiento:**	2020-05-21
Sitio web:	Nature	**Editorial:**	Scientific Reports

[s7] - https://www.ivis.org/sites/default/files/library/aaep/1997/Haussler.pdf
Autor:	Kevin K. Haussler, DVM, DC, PhD	**Título:**	Application of Chiropractic Principles and Techniques to Equine Practice
Fecha de lanzamiento:	1997	**Sitio web:**	IVIS
Editorial:	AAEP		

[s8] - https://www.epauk.org/about-equine-podiatry/articles/hoof-anatomy-a-beginners-guide/
Título:	Hoof Anatomy – A Beginner's Guide	**por:**	Equine Podiatry Association
Sitio web:	Equine Podiatry Association		

[s9] - https://extension.missouri.edu/sites/default/files/legacy_media/wysiwyg/Extensiondata/Pub/pdf/agguides/ansci/g02740.pdf
Autor:	Robert C. McClure, Gerald R. Kirk, Phillip D. Garrett	**Título:**	Functional Anatomy of the Horse Foot
por:	University of Missouri	**Fecha de lanzamiento:**	10/99
Sitio web:	MU Extension	**Editorial:**	University of Missouri

[s10] - https://equine-jogging-shoes.com/advice-guidance/rubber-sole/
Título:	Unique Rubber Sole Benefits	**por:**	All Natural Horse Care
Fecha de lanzamiento:	2023	**Sitio web:**	Equine Jogging Shoes

[s11] - https://digitalcommons.otterbein.edu/stu_honor/56/
Autor: Sharlee Lowe   **Título:** The Effect of Whole Body Vibration on Equine Hoof Growth
Fecha de lanzamiento: 2017   **Sitio web:** Digital Commons @ Otterbein

[s12] - https://pubmed.ncbi.nlm.nih.gov/7988538/
Autor: P Dyhre-Poulsen, H H Smedegaard, J Roed, E Korsgaard   **Título:** Equine hoof function investigated by pressure transducers inside the hoof and accelerometers mounted on the first phalanx
Fecha de lanzamiento: 1994-09   **Sitio web:** PubMed
Editorial: Equine Veterinary Journal

[s13] - https://www.extension.purdue.edu/extmedia/id/id-321-w.pdf
Autor: Kate Hepworth, Dr. Michael Neary, Dr. Simon Kenyon   **Título:** Hoof Anatomy, Care and Management in Livestock
por: Purdue University Cooperative Extension Service   **Fecha de lanzamiento:** 10/04
Sitio web: Purdue University Extension   **Editorial:** Purdue University Cooperative Extension Service

[s14] - https://www.equestriansurfaces.co.uk/news/horse-hoof-anatomy-your-complete-guide/
Título: Horse Hoof Anatomy: Your Complete Guide   **por:** Equestrian Surfaces
Fecha de lanzamiento: 06.03.2023   **Sitio web:** Equestrian Surfaces

[s15] - https://nebraskaequine.com/about-us/our-services/chiropractic-and-acupuncture.html
Título: Chiropractic and Acupuncture   **por:** Nebraska Equine Veterinary Clinic
Sitio web: Nebraska Equine Veterinary Clinic

[s16] - https://vet.arioneo.com/en/blog/horse-back-anatomy-and-biomechanics/
Título: Horse back: anatomy and biomechanics   **por:** Arioneo
Fecha de lanzamiento: 2022-11-18   **Sitio web:** Arioneo

[s17] - https://www.nature.com/articles/s41598-021-92272-2
Autor: A. Byström, A. M. Hardeman, F. M. Serra Bragança, L. Roepstorff, J. H. Swagemakers, P. R. van Weeren, A. Egenvall   **Título:** Differences in equine spinal kinematics between straight line and circle in trot
por: Nature Publishing Group   **Fecha de lanzamiento:** 2021-06-18
Sitio web: Nature   **Editorial:** Scientific Reports

[s18] - https://emedicine.medscape.com/article/1899031-overview
Autor: Stephen Kishner, MD, MHA; Chief Editor: Thomas R Gest, PhD   **Título:** Lumbar Spine Anatomy: Overview, Gross Anatomy, Natural Variants
por: Medscape   **Fecha de lanzamiento:** Nov 09, 2017
Sitio web: Medscape

[s19] - https://pubmed.ncbi.nlm.nih.gov/10218240/
Autor: J M Denoix   **Título:** Spinal biomechanics and functional anatomy
por: National Institute of Agronomic Research   **Fecha de lanzamiento:** 1999-04
Sitio web: PubMed   **Editorial:** Vet Clin North Am Equine Pract

[s20] - https://veteriankey.com/the-respiratory-system-anatomy-physiology-and-adaptations-to-exercise-and-training/
Autor: PIERRE LEKEUX, TATIANA ART, DAVID R. HODGSON   **Título:** The respiratory system: Anatomy, physiology, and adaptations to exercise and training
por: Veterinary Key   **Sitio web:** Veterinary Key

[s21] - https://vet.ucalgary.ca/community/learning-animal-health/anatomy/equine
Título: Equine Anatomy   **por:** University of Calgary
Sitio web: University of Calgary Veterinary Medicine

[s22] - https://vethospital.tamu.edu/large-animal/equine-soft-tissue-surgery/respiratory-tract/
Título: Respiratory Tract   **por:** Texas A&M University
Sitio web: Texas A&M Veterinary Hospital

[s23] - https://www.westvets.com.au/wp-content/uploads/2017/06/respiratory-conditions.pdf
Autor: Sarah Van Dyck   **Título:** Respiratory Conditions Part One
por: WestVETS Animal Hospital & Reproduction Centre   **Fecha de lanzamiento:** March 2016
Sitio web: Horses and People Magazine

[s24] - https://en.audevard.com/blog/the-horse-s-respiratory-system
Título: The horse's respiratory system   **por:** Audevard Laboratories
Sitio web: Audevard

[s25] - https://extension.umd.edu/resource/teaching-basic-equine-nutrition-part-ii-equine-digestive-anatomy-and-physiology
Autor: Amy Burk   **Título:** Teaching Basic Equine Nutrition Part II: Equine Digestive Anatomy and Physiology
por: University of Maryland Extension   **Fecha de lanzamiento:** September 7, 2021
Sitio web: University of Maryland Extension

[s26] - https://www.ivis.org/sites/default/files/library/aaep/2001/91010100053.pdf
Autor: James N. Moore, DVM, PhD; Thel Melton, BA; William C. Carter, MS, CMI; Allison L. Wright, MS, CMI; Malcolm L. Smith, PhD   **Título:** A New Look at Equine Gastrointestinal Anatomy, Function, and Selected Intestinal Displacements
Fecha de lanzamiento: 2001   **Sitio web:** IVIS
Editorial: AAEP

[s27] - https://extension.umaine.edu/publications/1005e/
Título: Bulletin #1005, Equine Facts: Basic Horse Nutrition   **por:** University of Maine
Sitio web: University of Maine Cooperative Extension

[s28] - https://pubmed.ncbi.nlm.nih.gov/8800413/
Autor: J E Reynolds 3rd, S A Rommel   **Título:** Structure and function of the gastrointestinal tract of the Florida manatee, Trichechus manatus latirostris
por: Eckerd College   **Fecha de lanzamiento:** 1996-07
Sitio web: PubMed   **Editorial:** Anatomical Record

[s29] - https://animalmicrobiome.biomedcentral.com/articles/10.1186/s42523-022-00224-6
Autor: Georgia Wunderlich, Michelle Bull, Tom Ross, Michael Rose, Belinda Chapman   **Título:** Understanding the microbial fibre degrading communities & processes in the equine gut
por: BMC (BioMed Central)   **Fecha de lanzamiento:** 2023-01-12
Sitio web: Animal Microbiome   **Editorial:** BMC (BioMed Central)

[s30] - https://bmcmicrobiol.biomedcentral.com/articles/10.1186/s12866-023-03001-w

Autor:	Yiping Zhao, Xiujuan Ren, Haiqing Wu, He Hu, Chao Cheng, Ming Du, Yao Huang, Xiaoqing Zhao, Liwei Wang, Liuxi Yi, Jinshan Tao, Yajing Li, Yanan Lin, Shaofeng Su, Manglai Dugarjaviin	Título:	Diversity and functional prediction of fungal communities in different segments of mongolian horse gastrointestinal tracts
por:	BMC	Fecha de lanzamiento:	2023-09-09
Sitio web:	BMC Microbiology	Editorial:	BMC

[s31] - https://vet.ucalgary.ca/community/learning-animal-health/anatomy/equine

Título:	Equine Anatomy	por:	University of Calgary
Sitio web:	University of Calgary Veterinary Medicine		

[s32] - https://pubmed.ncbi.nlm.nih.gov/3877552/

Autor:	D L Evans	Título:	Cardiovascular adaptations to exercise and training
Fecha de lanzamiento:	1985-12	Sitio web:	PubMed
Editorial:	Vet Clin North Am Equine Pract		

[s33] - https://pubmed.ncbi.nlm.nih.gov/15134294/

Autor:	Claus D Buergelt	Título:	Equine cardiovascular pathology: an overview
por:	University of Florida	Fecha de lanzamiento:	2003-12
Sitio web:	PubMed	Editorial:	Animal Health Research Reviews

[s34] - https://www.mdpi.com/2227-7390/9/20/2580

Título:	Computer Simulations of Dynamic Response of Ferrofluids on an Alternating Magnetic Field with High Amplitude	por:	MDPI
Sitio web:	MDPI	Editorial:	MDPI

[s35] - https://www.vetspecialists.com/specialties/cardiology

Título:	Cardiology	por:	VetSpecialists
Sitio web:	VetSpecialists		

[s36] - https://pubmed.ncbi.nlm.nih.gov/15134294/

Autor:	Claus D Buergelt	Título:	Equine cardiovascular pathology: an overview
Fecha de lanzamiento:	2003-12	Sitio web:	PubMed
Editorial:	Anim Health Res Rev		

[s37] - https://doi.org/10.1186/s12987-020-00230-3

Autor:	Hossam Kadry, Behnam Noorani, Luca Cucullo	Título:	A blood–brain barrier overview on structure, function, impairment, and biomarkers of integrity
Fecha de lanzamiento:	2020-11-18	Sitio web:	Fluids and Barriers of the CNS
Editorial:	BMC		

[s38] - https://vanat.ahc.umn.edu/

Autor:	T.F. Fletcher	Título:	Carnivore Anatomy Courseware
por:	University of Minnesota College of Veterinary Medicine	Fecha de lanzamiento:	January 2021
Sitio web:	Minnesota Veterinary Anatomy Courseware Web Site		

[s39] - https://vetmed.tennessee.edu/vmc/equinehospital/equineacupuncture/

Título:	Acupuncture and Chiropractic	por:	University of Tennessee Institute of Agriculture
Sitio web:	University of Tennessee College of Veterinary Medicine		

[s40] - https://equine.ca.uky.edu/news-story/understanding-differences-between-ems-and-ppid

Título:	Understanding the Differences between EMS and PPID	por:	University of Kentucky
Fecha de lanzamiento:	June, 2013	Sitio web:	University of Kentucky Ag Equine Programs

[s41] - https://cvm.msu.edu/vdl/client-education/guides-for-pet-owners/equine-endocrinology-pituitary-pars-intermedia-dysfunction-ppid

Título:	Equine Endocrinology: Pituitary Pars Intermedia Dysfunction (PPID)	por:	Michigan State University College of Veterinary Medicine
Sitio web:	Veterinary Diagnostic Laboratory		

[s42] - https://actavetscand.biomedcentral.com/articles/10.1186/s13028-019-0480-2

Autor:	Caterina Squillacioti, Alessandra Pelagalli, Giovanna Liguori, Nicola Mirabella	Título:	Urocortins in the mammalian endocrine system
por:	BMC	Fecha de lanzamiento:	2019-10-04
Sitio web:	Acta Veterinaria Scandinavica	Editorial:	BMC

[s43] - https://avmajournals.avma.org/downloadpdf/view/journals/javma/261/2/javma.22.11.0485.pdf

Autor:	Jane M. Manfredi, DVM, PhD; Sarah Jacob, DVM, PhD; Elaine Norton, DVM, PhD	Título:	Endocrine Disorders: a One-Health Issue
por:	Michigan State University; University of Arizona	Fecha de lanzamiento:	February 2023
Sitio web:	avmajournals.avma.org	Editorial:	American Veterinary Medical Association

[s44] - https://catalog.uconn.edu/undergraduate/courses/ansc/

Título:	Undergraduate Catalog	por:	University of Connecticut
Fecha de lanzamiento:	2024-2025	Sitio web:	University of Connecticut Catalog

[s45] - https://nutritionandmetabolism.biomedcentral.com/articles/10.1186/1743-7075-11-10

Autor:	Shuai Zhang, Matthew W Hulver, Ryan P McMillan, Mark A Cline, Elizabeth R Gilbert	Título:	The pivotal role of pyruvate dehydrogenase kinases in metabolic flexibility
Fecha de lanzamiento:	12 February 2014	Sitio web:	Nutrition & Metabolism
Editorial:	BMC		

[s46] - https://pubmed.ncbi.nlm.nih.gov/35968025/

Autor:	Xiaohui Wen, Shengjun Luo, Dianhong Lv, Chunling Jia, Xiurong Zhou, Qi Zhai, Li Xi, Caijuan Yang	Título:	Variations in the fecal microbiota and their functions of Thoroughbred, Mongolian, and Hybrid horses
por:	Guangdong Academy of Agricultural Sciences	Fecha de lanzamiento:	2022-07-28
Sitio web:	PubMed	Editorial:	Frontiers in Veterinary Science

[s47] - https://pubmed.ncbi.nlm.nih.gov/35705806/
Autor: Veronica L Li, Yang He, Kévin Contrepois, Hailan Liu, Joon T Kim, Amanda L Wiggenhorn, Julia T Tanzo, Alan Sheng-Hwa Tung, Xuchao Lyu, Peter-James H Zushin, Robert S Jansen, Basil Michael, Kang Yong Loh, Andrew C Yang, Christian S Carl, Christian T Voldstedlund, Wei Wei, Stephanie M Terrell, Benjamin C Moeller, Rick M Arthur, Gareth A Wallis, Koen van de Wetering, Andreas Stahl, Bente Kiens, Erik A Richter, Steven M Banik, Michael P Snyder, Yong Xu, Jonathan Z Long
Título: An exercise-inducible metabolite that suppresses feeding and obesity
por: Stanford University, Baylor College of Medicine, University of California Berkeley, Netherlands Cancer Institute, Radboud University, University of California San Francisco, University of Copenhagen, University of California at Davis, University of Birmingham, Thomas Jefferson University
Fecha de lanzamiento: 2022-06-15
Sitio web: Nature
Editorial: Springer Nature Limited

[s48] - https://bulletin.auburn.edu/coursesofinstruction/ansc/
Título: Auburn Bulletin 2024-2025
por: Auburn University
Fecha de lanzamiento: 2024-2025
Sitio web: Auburn University

[s49] - https://catalog.tamu.edu/graduate/course-descriptions/ansc/ansc.pdf
Título: ANSC - Animal Science
por: Texas A&M University
Sitio web: Texas A&M University

[s50] - https://apps.ualberta.ca/catalogue/course/an_sc
Título: Animal Science Course Catalogue
por: University of Alberta
Sitio web: ualberta.ca

[s51] - https://link.springer.com/article/10.1007/s12649-018-0351-5
Autor: Izabela Michalak, Katarzyna Godlewska, Krzysztof Marycz
Título: Biomass Enriched with Minerals via Biosorption Process as a Potential Ingredient of Horse Feed
Fecha de lanzamiento: 26 May 2018
Sitio web: SpringerLink
Editorial: Springer

[s52] - https://www.equine74.com/blog/calcium-overdose-in-horses
Título: Calcium Overdose in Horses
por: Equine74
Sitio web: Equine74

[s53] - https://madbarn.ca/feeds/mega-cell-mvp-pelleted-multi-vitamin-and-mineral-med-vet/
Título: Mega-Cell MVP – Pelleted Multi Vitamin and Mineral (Med-Vet)
por: Mad Barn
Sitio web: Mad Barn

[s54] - https://madbarn.ca/feeds/phosphate-rock-soft/
Título: Phosphate – Rock Soft
por: Mad Barn
Sitio web: Mad Barn

[s55] - https://www.agrobs.de/en/gipfelstuermer-mineral-p5106/
Título: Gipfelstürmer Mineral
por: AGROBS GmbH
Sitio web: agrobs.de

[s56] - https://ceh.vetmed.ucdavis.edu/sites/g/files/dgvnsk4536/files/inline-files/Horse_Report_Fall_2018_web.pdf
Autor: Carrie J. Finno, DVM, Ph.D.
Título: Horse Report
por: University of California, Davis
Fecha de lanzamiento: Fall 2018
Sitio web: Center for Equine Health
Editorial: University of California, Davis, School of Veterinary Medicine

[s57] - https://botupharma.com/download/mioprox02.pdf
Autor: C.J. Finno and S.J. Valberg
Título: A Comparative Review of Vitamin E and Associated Equine Disorders
Fecha de lanzamiento: 2012
Sitio web: botupharma.com
Editorial: American College of Veterinary Internal Medicine

[s58] - https://feedxl.com/vitamin-k-for-horses/
Autor: FeedXL Equine Nutrition Team
por: FeedXL
Título: Vitamin K for Horses
Fecha de lanzamiento: August 25, 2022
Sitio web: FeedXL

[s59] - https://www.grandmeadows.com/the-science/vitamins-minerals/
Título: Vitamins & Minerals for Horses
por: Grand Meadows, Inc.
Sitio web: Grand Meadows

[s60] - https://pubmed.ncbi.nlm.nih.gov/34331715/
Autor: Erin N Hales, Hadi Habib, Gianna Favro, Scott Katzman, R Russell Sakai, Sabin Marquardt, Matthew H Bordbari, Brittni Ming-Whitfield, Janel Peterson, Anna R Dahlgren, Victor Rivas, Carolina Alanis Ramirez, Sichong Peng, Callum G Donnelly, Bobbi-Sue Dizmang, Angelica Kallenberg, Robert Grahn, Andrew D Miller, Kevin Woolard, Benjamin Moeller, Birgit Puschner, Carrie J Finno
Título: Increased α-tocopherol metabolism in horses with equine neuroaxonal dystrophy
por: University of California-Davis
Fecha de lanzamiento: 2021-09
Sitio web: PubMed
Editorial: Wiley Periodicals LLC on behalf of American College of Veterinary Internal Medicine

[s61] - https://pubmed.ncbi.nlm.nih.gov/16426221/
Autor: Thomas J Divers, John E Cummings, Alexander de Lahunta, Harold F Hintz, Hussni O Mohammed
Título: Evaluation of the risk of motor neuron disease in horses fed a diet low in vitamin E and high in copper and iron
Fecha de lanzamiento: 2006-01
Sitio web: PubMed
Editorial: American Journal of Veterinary Research

[s62] - https://www.distanceriding.org/wp-content/uploads/2017/09/Challenges-of-Endurance-Exercise-Hydration-and-Electrolyte-Depletion.pdf
Autor: HAROLD C. SCHOTT II
Título: Challenges of Endurance Exercise: Hydration and Electrolyte Depletion
por: Michigan State University
Sitio web: Distance Riding

[s63] - https://www.mdpi.com/2306-7381/9/11/626
Título: Evaluation of Resting Serum Bile Acid Concentrations in Dogs with Sepsis | **por:** MDPI
Sitio web: MDPI

[s64] - https://training.arioneo.com/en/blog-thermoregulation-in-horses-how-does-he-regulate-his-body-heat/
Título: Thermoregulation in horses: how do they regulate their body heat? | **por:** Arioneo
Fecha de lanzamiento: 2022-11-25 | **Sitio web:** Arioneo Training

[s65] - https://animalsciences.rutgers.edu/faculty/mckeever/KennethMcKeever_Publications.pdf
Autor: Kenneth H. McKeever, Ph.D., FACSM | **Título:** PUBLICATIONS
Sitio web: Rutgers University | **Editorial:** Elsevier

[s66] - https://hyperdrug.co.uk/horse/supplements-for-horses/respiratory-supplements-for-horses/
Título: Respiratory Supplements for Horses | **por:** Hyperdrug
Sitio web: hyperdrug.co.uk

[s67] - https://mrmjournal.biomedcentral.com/articles/10.1186/s40248-015-0010-7
Autor: Charlotte Sandersen, Dorothee Bienzle, Simona Cerri, Thierry Franck, Sandrine Derochette, Philippe Neven, Ange Mouytis-Mickalad, Didier Serteyn | **Título:** Effect of inhaled hydrosoluble curcumin on inflammatory markers in broncho-alveolar lavage fluid of horses with LPS-induced lung neutrophilia
Fecha de lanzamiento: 15 April 2015 | **Sitio web:** Multidisciplinary Respiratory Medicine
Editorial: BMC

[s68] - https://real.mtak.hu/165540/1/Bartos_GALLEY.pdf
Autor: Ádám Bartos, Nikoletta Such, Fruzsina Vanda Gál | **Título:** The effect of a fermented herbal feed supplement on the digestion of horses
por: Hungarian University of Agriculture and Life Science | **Fecha de lanzamiento:** 2023
Sitio web: Ecocycles | **Editorial:** European Ecocycles Society

[s69] - https://dengie.com/horse-feeds/healthy-range/healthy-tummy/
Título: Healthy Tummy | **por:** Dengie
Sitio web: Dengie

[s70] - https://www.equinevitality.co.uk/
Título: Natural health supplements for horses and ponies | **por:** Equine Vitality
Sitio web: Equine Vitality

[s71] - http://bmrat.org/index.php/BMRAT/article/view/685
Autor: Niti Yashvardhini, Samiksha Samiksha, Deepak Kumar Jha | **Título:** Pharmacological intervention of various Indian medicinal plants in combating COVID-19 infection
Fecha de lanzamiento: Jul 31, 2021 | **Sitio web:** Biomedical Research and Therapy

[s72] - https://bmcvetres.biomedcentral.com/articles/10.1186/s12917-016-0714-8
Autor: Hannah Ayrle, Meike Mevissen, Martin Kaske, Heiko Nathues, Niels Gruetzner, Matthias Melzig, Michael Walkenhorst | **Título:** Medicinal plants – prophylactic and therapeutic options for gastrointestinal and respiratory diseases in calves and piglets? A systematic review
por: BMC Veterinary Research | **Fecha de lanzamiento:** 2016-06-06
Sitio web: BMC Veterinary Research | **Editorial:** BioMed Central

[s73] - http://nanobioletters.com/wp-content/uploads/2022/10/LIANBS124.134.pdf
Autor: Shobhit Prakash Srivastava, Saurav Yadav, Ratnesh Chaubey, Smriti Ojha, Ayush Chandra Mishra, Shalini Yadav, Sudhanshu Mishra | **Título:** Herbal Immunomodulators: A Powerful Preventive Weapon for COVID-19
por: Dr. M. C. Saxena College of Pharmacy, Lucknow, Uttar Pradesh, India; Department of Pharmaceutical Science & Technology Madan Mohan Malaviya University of Technology, Gorakhpur, Uttar Pradesh, India | **Fecha de lanzamiento:** 25.09.2022
Sitio web: nanobioletters.com

[s74] - https://www.happyathillhorsery.com/horse_wound_care_ISP_Relief.html
Título: Horse Wound Care and First Aid | **por:** Happyat Hill Horsery
Sitio web: happyathillhorsery.com

[s75] - https://www.cfsph.iastate.edu/thelivestockproject/using-herbs-and-essential-oils-with-dr-karlene-stange-dvm/
Autor: Dr. Karlene Stange, DVM | **Título:** Using herbs and essential oils with Dr. Karlene Stange DVM
por: The Livestock Project | **Fecha de lanzamiento:** February 17, 2023
Sitio web: Iowa State University

[s76] - https://www.sciencedaily.com/releases/2024/05/240502113715.htm
Autor: Isabelle B. Laumer, Caroline Schuppli | **Título:** Wild orangutan treats wound with pain-relieving plant
por: Max-Planck-Gesellschaft | **Fecha de lanzamiento:** 2024-05-02
Sitio web: ScienceDaily | **Editorial:** Max-Planck-Gesellschaft

[s77] - https://www.ukvetequine.com/content/clinical/physiotherapy-for-neck-pain-in-the-horse/
Título: Physiotherapy for Neck Pain in the Horse | **por:** UK Vet Equine
Sitio web: UK Vet Equine

[s78] - https://www.vetmed.auburn.edu/wp-content/uploads/2018/09/Overview-Of-Rehabilitation-Principles-.pdf
Autor: Steve Adair MS, DVM, DACVS, DACVSMR | **Título:** Equine Rehabilitation
por: University of Tennessee Veterinary Medical Center | **Sitio web:** Auburn University College of Veterinary Medicine

[s79] - https://equinemanualtherapist.com/
por: Equine Manual Therapist | **Sitio web:** Equine Manual Therapist

[s80] - https://www.drbarbaraparks.com/career-certification-programs
Título: Career Certification Programs | **por:** Dr. Barbara Parks
Sitio web: drbarbaraparks.com

[s81] - https://physioequinesolutions.com/2019/05/20/equine-rehabilitation/
Autor: Dr. Emily Shields, PT, CCS, CERP | **Título:** Equine Rehabilitation
por: Physio Equine Solutions | **Fecha de lanzamiento:** May 20, 2019
Sitio web: Physio Equine Solutions

[s82] - https://www.resilientequine.com/blog/neurosomatic-therapy

Autor:	Jessica Parker	**Título:**	NeuroSomatic Therapy
por:	Resilient Equine	**Fecha de lanzamiento:**	Jul 10
Sitio web:	resilientequine.com		

[s83] - https://vetmed.tennessee.edu/vmc/equinehospital/equineperformancerehab/

Título:	Equine Performance & Rehabilitation	**por:**	University of Tennessee
Sitio web:	University of Tennessee Veterinary Medical Center		

[s84] - http://www.hendersonequineclinic.com/veterinary-kinesiotaping

Autor:	Dr. Bonny Henderson, Dr. Lauren Powell, Dr. Emily Tuttle	**Título:**	Veterinary Kinesiotaping
por:	Henderson Equine Clinic	**Sitio web:**	Henderson Equine Clinic

[s85] - https://www.jessicalimpkin.co.uk/jessica-limpkin-equine-massage-blog/kinesiology-taping-for-equine-therapists-with-jo-rose

Autor:	Jessica Limpkin	**Título:**	Kinesiology Taping for Equine Therapists with Jo Rose
por:	Rose Therapy	**Fecha de lanzamiento:**	November 19, 2021
Sitio web:	Jessica Limpkin Equine Massage Therapy		

[s86] - https://www.ncsuvetce.com/product/equine-kinesiology-taping-course-ii-hands-on-lab-december-7th-2024-lake-worth-fl/

Título:	Equine Kinesiology Taping Course II – (HANDS-ON LAB)	**por:**	North Carolina State University
Fecha de lanzamiento:	December 7, 2024	**Sitio web:**	NCSU VetCE

[s87] - https://www.thysol.com.au/kinesiology-taping-courses/equine/

Título:	Equine Kinesiology Taping Course	**por:**	THYSOL
Sitio web:	thysol.com.au		

[s88] - https://www.animantia.it/welfare-rehabilitation/equine-therapies/

Título:	Equine Therapies	**por:**	Animantia
Fecha de lanzamiento:	2021-12-29	**Sitio web:**	animantia.it

[s89] - https://www.vetmed.auburn.edu/wp-content/uploads/2018/09/Overview-Of-Rehabilitation-Principles-.pdf

Autor:	Steve Adair MS, DVM, DACVS, DACVSMR	**Título:**	Equine Rehabilitation
por:	University of Tennessee Veterinary Medical Center	**Sitio web:**	Auburn University College of Veterinary Medicine

[s90] - https://www.theplaidhorse.com/2024/01/30/baby-steps-early-therapy-on-young-horses-will-pay-dividends-later/

Autor:	Laura Stephenson	**Título:**	Baby Steps: Early Therapy On Young Horses Will Pay Dividends Later
por:	The Plaid Horse	**Fecha de lanzamiento:**	2024-01-30
Sitio web:	The Plaid Horse		

[s91] - https://www.horsebarnsupplies.com/equine-rehabilitation

Título:	7 Physical Therapy Techniques Used to Reduce Chronic Pain in Horses	**por:**	J&E Grill Manufacturing
Sitio web:	Horse Barn Supplies		

[s92] - https://www.weitzequine.com/equine-acupuncture

Autor:	Dr. Melissa	**Título:**	Equine Acupuncture
por:	Weitz Equine Veterinary Services	**Sitio web:**	Weitz Equine

[s93] - https://www.midatlanticequine.com/integrative-medicine.html

Autor:	Dr. Sullivan	**Título:**	Integrative Medicine
por:	Mid-Atlantic Equine Medical Center	**Sitio web:**	Mid-Atlantic Equine Medical Center

[s94] - https://vetmed.tennessee.edu/vmc/equinehospital/equineacupuncture/

Título:	Acupuncture and Chiropractic	**por:**	University of Tennessee Institute of Agriculture
Sitio web:	University of Tennessee College of Veterinary Medicine		

[s95] - https://www.research.va.gov/currents/0317-2.cfm

Autor:	Mitch Mirkin	**Título:**	Study: Electroacupuncture eases pain through stem-cell release
por:	U.S. Department of Veterans Affairs	**Fecha de lanzamiento:**	March 16, 2017
Sitio web:	VA Research Currents		

[s96] - https://pubmed.ncbi.nlm.nih.gov/18550160/

Autor:	W A Schofield	**Título:**	Use of acupuncture in equine reproduction
por:	Hagyard Equine Medical Institute	**Fecha de lanzamiento:**	2008-06-11
Sitio web:	PubMed	**Editorial:**	Theriogenology

[s97] - https://pubmed.ncbi.nlm.nih.gov/15460072/

Autor:	D V Wilson, C E Berney, D L Peroni, D R Mullineaux, N E Robinson	**Título:**	The effects of a single acupuncture treatment in horses with severe recurrent airway obstruction
por:	Michigan State University	**Fecha de lanzamiento:**	2004-09
Sitio web:	PubMed	**Editorial:**	Equine Veterinary Journal

[s98] - https://bevas.eu/

Autor:	Dr. Emiel Van den Bosch	**Título:**	Veterinary Acupuncture Training and Certification
por:	BEVAS (Belgian Veterinary Acupuncture Society)	**Sitio web:**	bevas.eu

[s99] - https://veterinarypage.vetmed.ufl.edu/2018/10/15/new-uf-equine-acupuncture-center-opens-in-marion-county/

Autor:	Dr. Huisheng Xie	**Título:**	New UF Equine Acupuncture Center opens in Marion County
por:	University of Florida	**Fecha de lanzamiento:**	September 4, 2018
Sitio web:	veterinarypage.vetmed.ufl.edu	**Editorial:**	University of Florida College of Veterinary Medicine

[s100] - https://www.equineosteopathy.org/

Título:	Uniting the Profession of Equine Osteopathy	**por:**	Worldwide Alliance of Equine Osteopaths (WAEO)
Sitio web:	Equine Osteopathy		

[s101] - https://actavet.vfu.cz/media/pdf/actavet_2022091040347.pdf

Autor:	Giedrė Vokietytė-Vilėniškė, Simona Nagreckienė, Iveta Duliebaitė, Vytuolis Žilaitis	**Título:**	Effectiveness of cranial osteopathy therapy on nociception in equine back as evaluated by pressure algometry
por:	Lithuanian University of Health Sciences	**Fecha de lanzamiento:**	2022-10-10
Sitio web:	actavet.vfu.cz	**Editorial:**	ACTA VET. BRNO

[s102] - https://carolynmcgregorosteopath.com/carolyn-mcgregor-osteopathy-homoeopathy-healing/equine-and-animal-osteopathy-and-healing/
Autor: Carolyn McGregor — Título: Equine and Animal Osteopathy with Healing
Sitio web: carolynmcgregorosteopath.com

[s103] - https://international-animalhealth.com/wp-content/uploads/2017/12/Homeopathy-in-animals.pdf
Autor: Peter Lees, Danny Chambers, Ludovic Pelligand, Pierre-Louis Toutain, Martin Whitehead — Título: Homeopathy in Animals: Yesterday and Today … But Tomorrow?
por: International Animal Health Journal — Sitio web: International Animal Health

[s104] - https://pubmed.ncbi.nlm.nih.gov/11212087/
Autor: M Elliott — Título: Cushing's disease: a new approach to therapy in equine and canine patients
por: Kingley Veterinary Centre — Fecha de lanzamiento: 2001-01
Sitio web: PubMed — Editorial: Br Homeopath J

[s105] - https://vetdergikafkas.org/uploads/pdf/pdf_KVFD_L_1974.pdf
Autor: Çağla PARKAN YARAMIŞ, Marie-Noëlle ISSAUTIER, Sinem ULGEN SAKA, Berjan DEMIRTAŞ, Dilek OLGUN ERDIKMEN, Mehmet Erman OR — Título: Homeopathic Treatments in 17 Horses with Stereotypic Behaviours
por: İstanbul University — Fecha de lanzamiento: 27.04.2016
Sitio web: Kafkas University Veterinary Faculty Journal

[s106] - https://cam4animals.co.uk/veterinary-homeopathic-research/
Autor: Dr. Petra Weiermayer — Título: Veterinary homeopathic research
por: CAM4Animals — Fecha de lanzamiento: 2019-04-18
Sitio web: CAM4Animals

[s107] - https://iavh.org/en/for-veterinarians/research/
Autor: Dr. Petra Weiermayer — Título: Research in Veterinary Homeopathy
por: IAVH (International Association for Veterinary Homeopathy) — Sitio web: IAVH

[s108] - https://www.nycavma.org/modalities.html
Título: Modalities — por: New York Complementary & Alternative Veterinary Medical Association
Sitio web: NYCAVMA

[s109] - https://lakewoodanimalhospital.ca/wp-content/uploads/sites/106/2014/12/Bach-Flower-Remedies.pdf
Título: Bach Flower Remedies: Applications in Animals — por: Lakewood Animal Hospital
Sitio web: lakewoodanimalhospital.ca

[s110] - http://www.hampshireholisticvet.co.uk/
Autor: Dr. Dean Hawkins — Título: Holistic Veterinary Medicine
por: Hampshire Veterinary Hospital — Sitio web: Hampshire Holistic Vet

[s111] - https://equinenaturalhealth.co.uk/rescue-remedy-for-horses/
Título: Rescue Remedy For Horses — por: Equine Natural Health
Fecha de lanzamiento: September 21, 2018 — Sitio web: The Guide to Equine Natural Health

[s112] - https://www.bachfloweradvice.co.uk/bach-flowers-and-animals/bach-flower-for-horses
Autor: Tom Vermeersch — Título: Bach Flower for Horses
por: Bach Flower Advice — Sitio web: Bach Flower Advice

[s113] - https://www.creaturecomforters.org/flower-power.html
Autor: Jane Stevenson — Título: Flower Power! The natural way to ease stress
por: Creature Comforters — Fecha de lanzamiento: June 2006
Sitio web: Creature Comforters

[s114] - https://www.blackdiamondvet.com/blog/evacuating-wildfires-with-horses
Autor: Caelli Edmonds — Título: Evacuating Wildfires with Horses
por: Black Diamond Veterinary — Fecha de lanzamiento: July 9, 2024
Sitio web: blackdiamondvet.com

[s115] - https://www.aspcapro.org/resource/how-make-pet-first-aid-kit
Título: How to Make a Pet First Aid Kit — por: American Society for the Prevention of Cruelty to Animals (ASPCA)
Sitio web: ASPCApro

[s116] - https://ddvh.com.au/management-of-equine-wounds-part-2-more-serious-wound-repair/
Autor: Darling Downs Vets — Título: Management of equine wounds Part 2 – more serious wound repair
Fecha de lanzamiento: 2017-11-23 — Sitio web: Darling Downs Vets

[s117] - https://equineinstitute.org/new-blog/horse-first-aid-essentials
Autor: April Johnston — Título: Horse First Aid Essentials: Be Prepared for Equine Emergencies on and off the Trail
por: The Equine Institute — Fecha de lanzamiento: December 08, 2023
Sitio web: equineinstitute.org

[s118] - https://equestrian.ca/wp-content/uploads/cdn/storage/resources_v2/Equine%20Care%20Program%20-%20Facility%20Manual%20EN%202022-08-11.pdf
Autor: Equestrian Canada — Título: Equine Care Program - Facility Manual
Fecha de lanzamiento: 2022-08-11 — Sitio web: equestrian.ca

[s119] - https://vetmedbiosci.colostate.edu/vth/services/equine-field-service/equine-recommended-deworming-schedule/
Título: Equine Recommended Deworming Schedule — por: Colorado State University
Sitio web: Colorado State University Veterinary Teaching Hospital

[s120] - https://ceh.vetmed.ucdavis.edu/sites/g/files/dgvnsk4536/files/local_resources/pdfs/pubs-July2013HR-sec.pdf
Autor: Dr. Claudia Sonder — Título: Transporting Horses by Road and Air: Recommendations for Reducing the Stress
por: Center for Equine Health — Fecha de lanzamiento: July 2013
Sitio web: University of California, Davis

[s121] - https://www.fda.gov/animal-veterinary/animal-drug-compounding/qa-gfi-256-compounding-animal-drugs-bulk-drug-substances
Autor: U.S. Food and Drug Administration — Título: Q&A: GFI #256 - Compounding Animal Drugs from Bulk Drug Substances
Fecha de lanzamiento: August 27, 2024 — Sitio web: FDA

[s122] - https://aurorapharmaceutical.com/wp-content/uploads/2021/08/Essentials-V4-Iss-2-September-2021.pdf
Autor: Valerie Coerver, DVM | Título: Essentials Volume 4 Issue 2
por: Aurora Pharmaceutical, Inc. | Fecha de lanzamiento: September 2021
Sitio web: Aurora Pharmaceutical

[s123] - https://www.cfsph.iastate.edu/Disinfection/Assets/Disinfection101.pdf
Título: Disinfection 101 | por: CFSPH
Fecha de lanzamiento: 2023 | Sitio web: CFSPH

[s124] - https://pubmed.ncbi.nlm.nih.gov/7579639/
Autor: R M Dwyer | Título: Disinfecting equine facilities
Fecha de lanzamiento: 1995-06 | Sitio web: PubMed
Editorial: Rev Sci Tech

[s125] - https://equine.ca.uky.edu/news-story/lots-elbow-grease-disinfection-project-0
Título: Lots of Elbow Grease for Disinfection Project | por: University of Kentucky
Fecha de lanzamiento: October, 2013 | Sitio web: Ag Equine Programs

[s126] - https://www.cdfa.ca.gov/ahfss/animal_health/pdfs/I.pdf
Título: Biosecurity- Keeping your Horse Healthy at Equine Events | por: California Department of Food and Agriculture
Sitio web: California Department of Food and Agriculture

[s127] - https://www.equineguelph.ca/pdf/facts/bio_security_info_FINAL.pdf
Autor: Alicia Skelding | Título: Biosecurity for Horse Owners
por: Equine Guelph | Sitio web: Equine Guelph
Editorial: University of Guelph

[s128] - https://www.vet.upenn.edu/about/news-room/bellwether/new-bolton-post/new-bolton-post-summer-2014/penn-vet-experts-advise-community-on-equine-herpes-virus
Autor: Louisa Shepard | Título: Penn Vet Experts Advise Community on Equine Herpesvirus
por: University of Pennsylvania School of Veterinary Medicine | Fecha de lanzamiento: Jul 21, 2014
Sitio web: University of Pennsylvania School of Veterinary Medicine

[s129] - https://www.ed.ac.uk/sites/default/files/imports/fileManager/dvepfactsheet-woundcare.pdf
Título: Dick Vet Equine Practice Fact Sheet: Wound Care | por: Dick Vet Equine Practice
Sitio web: www.dickvetequine.com

[s130] - https://www.vetvoice.com.au/ec/horses/wound-care/
Título: Equine Wound Care | por: Australian Veterinary Association
Sitio web: Vet Voice

[s131] - https://blackdownequineclinic.com/wp-content/uploads/2017/12/Wounds_Fact_Sheet.pdf
Título: Wound Care Fact Sheet | por: Blackdown Equine Clinic
Sitio web: Blackdown Equine Clinic

[s132] - https://ddvh.com.au/management-of-equine-wounds-part-1-what-horse-owners-need-to-know/
Autor: Darling Downs Vets | Título: Management of equine wounds Part 1 – what horse owners need to know
Fecha de lanzamiento: 2017-10-26 | Sitio web: Darling Downs Vets
Editorial: Horse Deals Magazine

[s133] - https://vetmed.tamu.edu/news/pet-talk/topical-wound-care-for-horses/
Autor: Dr. Glennon Mays | Título: Topical Wound Care for Horses
por: Texas A&M University | Fecha de lanzamiento: June 2, 2011
Sitio web: Texas A&M College of Veterinary Medicine & Biomedical Sciences

[s134] - https://alpineequine.net/blog/244653-novembers-focus-is-wound-healing-wound-management-in-the-horse-part-1
Título: November's focus is wound healing-Wound Management in the horse-part 1 | por: Alpine Equine Hospital
Fecha de lanzamiento: Nov. 27, 2020 | Sitio web: Alpine Equine

[s135] - https://www.liverpool.ac.uk/equine/common-conditions/colic/what-is-colic/
Título: What is colic? | por: University of Liverpool
Sitio web: University of Liverpool

[s136] - https://www.ed.ac.uk/files/imports/fileManager/dvepfactsheet-colic.pdf
Título: Colic Fact Sheet | por: The Dick Vet Equine Practice
Sitio web: www.dickvetequine.com

[s137] - https://vmc.usask.ca/care/equine-health/resources/colic.php
Título: Equine Colic | por: Western College of Veterinary Medicine
Sitio web: University of Saskatchewan

[s138] - https://www.ivsajournals.com/article_157954_29f9421580f17dfd41c583917646fa4a.pdf
Autor: Seyed Mehdi Ghamsari, Fereidoon Saberi Afshar, Alireza Bashiri, Peyman Azizi, Omid Azari | Título: Acute Equine Colic due to the Diaphragmatic Hernia: Two Cases
por: Iranian Veterinary Surgery Association | Fecha de lanzamiento: 24 September 2022
Sitio web: Iranian Journal of Veterinary Surgery

[s139] - https://pubmed.ncbi.nlm.nih.gov/23428423/
Autor: V E N Copas, A E Durham, C H Stratford, B C McGorum, B Waggett, R S Pirie | Título: In equine grass sickness, serum amyloid A and fibrinogen are elevated, and can aid differential diagnosis from non-inflammatory causes of colic
por: Liphook Equine Hospital | Fecha de lanzamiento: 2013-04-13
Sitio web: PubMed | Editorial: Veterinary Record

[s140] - https://www.nj.gov/agriculture/animalemergency/prepare/disasteraction.shtml
Título: Disaster Action Guidelines for Horse and Livestock Owners | por: New Jersey Department of Agriculture
Sitio web: NJ.gov

[s141] - https://equineinstitute.org/new-blog/horse-injury-emergency-response
Autor: April Johnston | Título: Essential Horse Injury Emergency Response: Recognizing Signs, When to Call Vet, and Taking Action
por: The Equine Institute | Fecha de lanzamiento: December 01, 2023
Sitio web: Equine Institute

[s142] - https://www.ksvhc.org/services/equine/timely-topics/trailtalk-june2023.html
Autor: Dr. Bethany Roof — Título: Equine Emergency Preparedness: Developing an Effective Equine Emergency Plan
por: Kansas State University — Fecha de lanzamiento: June 2023
Sitio web: Kansas State University Veterinary Health Center

[s143] - https://equineinstitute.org/new-blog/heat-stroke-in-horses
Autor: April Johnston — Título: Quick Response to Heat Stroke in Horses: Effective First Aid Measures
por: The Equine Institute — Fecha de lanzamiento: December 01, 2023
Sitio web: Equine Institute

[s144] - https://oldwaterlooequine.com/news-info/first-aid-kits/
Título: First Aid Kits — por: Old Waterloo Equine Clinic
Sitio web: oldwaterlooequine.com

[s145] - https://extension.colostate.edu/topic-areas/agriculture/wildfire-preparedness-for-horse-owners-1-817/
Autor: N. Striegel — Título: Wildfire Preparedness for Horse Owners – 1.817
por: Colorado State University Extension — Fecha de lanzamiento: 3/14
Sitio web: Colorado State University Extension

[s146] - http://www.valleyequineveterinary.com/equine-services
por: Valley Equine Veterinary Service Inc — Sitio web: valleyequineveterinary.com

[s147] - https://www.eliteequinemobiledentistry.com/services
Título: Services — por: Elite Equine Mobile Dentistry, PLLC
Sitio web: Elite Equine Mobile Dentistry

[s148] - https://alpinehospital.com/healthy-teeth-happy-horse-2/
Autor: Louise Marron, DVM — Título: Healthy Teeth Happy Horse
por: Alpine Animal Hospital — Fecha de lanzamiento: Feb 2, 2017
Sitio web: Alpine Animal Hospital

[s149] - https://alpineequine.net/dentistry-and-dental-surgery
Autor: Dr. Maker — Título: Dentistry and Dental Surgery
por: Alpine Equine Hospital — Sitio web: Alpine Equine

[s150] - https://www.evergreenequinevet.com/services/dentistry
Título: Dentistry — por: Evergreen Equine Veterinary Practice
Fecha de lanzamiento: 2024 — Sitio web: Evergreen Equine Veterinary Practice

[s151] - https://www.ksvhc.org/services/equine/timely-topics/trailtalk-April19-vaccinations.html
Título: Vaccination Reminders — por: Kansas State University
Fecha de lanzamiento: April 2019 — Sitio web: Kansas State University Veterinary Health Center

[s152] - https://leginfo.legislature.ca.gov/faces/codes_displaySection.xhtml?lawCode=BPC§ionNum=4827.
Título: Business and Professions Code - BPC Section 4827 — por: California Legislature
Fecha de lanzamiento: 2021-01-01 — Sitio web: leginfo.legislature.ca.gov

[s153] - https://www.depts.ttu.edu/vetschool/research/research-areas/disease-ecology-management-prevention-focus/index.php
Título: Faculty Disease Ecology, Management, and Prevention Research Focuses — por: Texas Tech University
Sitio web: Texas Tech University School of Veterinary Medicine

[s154] - https://vetmed.tamu.edu/dvm/resources/curriculum/
Título: DVM Professional Program Curriculum — por: Texas A&M University
Sitio web: Texas A&M College of Veterinary Medicine & Biomedical Sciences

[s155] - https://www.aspcapro.org/topics-shelter-medicine/intake-preventive-care
Título: Intake & Preventive Care — por: American Society for the Prevention of Cruelty to Animals
Sitio web: aspcapro.org

[s156] - https://vetmed.tennessee.edu/wp-content/uploads/sites/4/UTCVM_HorseParasiteControl.pdf
Autor: Dr. Amy Lee Macintire & Dr. José R. Castro — Título: Horse Parasite Control: Strategic Deworming
por: University of Tennessee College of Veterinary Medicine — Fecha de lanzamiento: 2018-12-21
Sitio web: vetmed.tennessee.edu — Editorial: University of Tennessee College of Veterinary Medicine

[s157] - https://vet.tufts.edu/tufts-veterinary-field-service/specialties-services/equine/routine-wellness-care
Título: Routine & Wellness Care — por: Tufts Veterinary Field Service
Sitio web: Tufts University

[s158] - https://vetmedbiosci.colostate.edu/vth/wp-content/uploads/sites/7/2021/01/recommended-equine-deworming-schedule.pdf
Título: Recommended Equine Deworming Schedule — por: Colorado State University
Sitio web: Colorado State University Veterinary Medicine and Biomedical Sciences

[s159] - https://vetmed.tamu.edu/news/pet-talk/texas-am-parasitologist-offers-suggestions-for-horse-deworming-treatments-in-texas/
Autor: Dr. Thomas Craig — Título: Texas A&M Parasitologist Offers Suggestions for Horse Deworming Treatments in Texas
por: Texas A&M University — Fecha de lanzamiento: July 20, 2012
Sitio web: Texas A&M Veterinary Medicine & Biomedical Sciences

[s160] - https://edis.ifas.ufl.edu/publication/VM251
Autor: Jennifer Bearden, Brittany Justesen, and Sally DeNotta — Título: Developing a Deworming Program for Florida Horses
por: University of Florida — Fecha de lanzamiento: 2023-02-16
Sitio web: UF/IFAS Extension — Editorial: UF/IFAS Veterinary Medicine—Large Animal Clinical Sciences Department

[s161] - https://www.nwequinevet.com/services/vaccines-and-deworming
Título: Vaccinations and Deworming — por: Northwest Equine Veterinary Associates
Sitio web: Northwest Equine Veterinary Associates

[s162] - https://aaep.org/wp-content/uploads/2024/05/Internal-Parasite-Guidelines_Updated.pdf
Autor: AAEP — Título: AAEP Internal Parasite Control Guidelines
Fecha de lanzamiento: 2024 — Sitio web: aaep.org

[s163] - https://equineinstitute.org/new-blog/treating-hoof-ailments
Autor: April Johnston
Título: Expert Tips for Treating Hoof Ailments & Boosting Horse Health
por: The Equine Institute
Fecha de lanzamiento: December 01, 2023
Sitio web: Equine Institute

[s164] - https://cavallofarms.com/equine-elegance-a-guide-to-happy-healthy-horse-care/
Título: Equine Elegance: A Guide to Happy & Healthy Horse Care
por: Cavallo Farms
Fecha de lanzamiento: February 4, 2024
Sitio web: Cavallo Farms

[s165] - https://lifedatalabs.com/blog/tag/balanced-hooves/
Título: The Importance of Maintaining a Regular Farrier Schedule
por: Life Data Labs, Inc.
Fecha de lanzamiento: March 30, 2018
Sitio web: Life Data® Blog

[s166] - https://reiterwelt.eu/blogs/our-latest-posts/why-do-horses-need-horseshoes
Título: Why do horses need horseshoes?
por: ReiterWelt
Fecha de lanzamiento: May 10, 2024
Sitio web: ReiterWelt

[s167] - http://laneendfarm.com/farriery/
Título: Professional Farrier Services at Lane End Farm in Somerset
por: Lane End Farm
Sitio web: Lane End Farm

[s168] - https://www.extension.purdue.edu/extmedia/id/id-321-w.pdf
Autor: Kate Hepworth, Dr. Michael Neary, Dr. Simon Kenyon
Título: Hoof Anatomy, Care and Management in Livestock
por: Purdue University Cooperative Extension Service
Fecha de lanzamiento: 10/04
Sitio web: Purdue University Extension
Editorial: Purdue University Cooperative Extension Service

[s169] - https://www.lamenessprevention.org/site_page.cfm?pk_association_webpage_menu=6600
Título: E.L.P.O. Education Courses
por: Equine Lameness Prevention Organization
Sitio web: Equine Lameness Prevention Organization

[s170] - https://www.nerdfitness.com/blog/how-to-build-your-own-workout-routine/
Autor: Steve Kamb
Título: How To Build Your Own Workout Routine: Plans, Schedules, and Exercises
por: Nerd Fitness
Fecha de lanzamiento: June 12, 2024
Sitio web: Nerd Fitness

[s171] - https://research.med.psu.edu/oncology-nutrition-exercise/patient-guides/strength-training/
Título: Introduction to Strength Training
por: Penn State College of Medicine
Sitio web: Penn State College of Medicine

[s172] - https://www.betterhealth.vic.gov.au/health/healthyliving/resistance-training-health-benefits
Título: Resistance training – health benefits
por: Better Health Channel
Fecha de lanzamiento: 2007-07-31
Sitio web: Better Health Channel

[s173] - https://pubmed.ncbi.nlm.nih.gov/20847704/
Autor: Brad J Schoenfeld
Título: The mechanisms of muscle hypertrophy and their application to resistance training
por: Global Fitness Services
Fecha de lanzamiento: 2010-10
Sitio web: PubMed
Editorial: J Strength Cond Res

[s174] - https://pubmed.ncbi.nlm.nih.gov/15064596/
Autor: William J Kraemer, Nicholas A Ratamess
Título: Fundamentals of resistance training: progression and exercise prescription
Fecha de lanzamiento: 2004-04
Sitio web: PubMed
Editorial: Med Sci Sports Exerc

[s175] - https://horsesport.com/magazine/health/developing-equine-athleticism-strength-fitness-plan/
Autor: Jec Aristotle Ballou
Título: Developing Equine Athleticism: A Strength & Fitness Plan
por: Horse Sport
Fecha de lanzamiento: June 10, 2024
Sitio web: Horse Sport

[s176] - https://www.horsejournals.com/riding-training/english/dressage/best-cavalletti-exercises-walk-trot-and-canter
Autor: Jec Aristotle Ballou
Título: The Best Cavalletti Exercises for Walk, Trot, and Canter
por: Canadian Horse Journal
Fecha de lanzamiento: October 19, 2024
Sitio web: Horse Journals

[s177] - https://www.horse-gym-2000.net/treadmill-study.html
Título: Treadmill Study
por: Horse Gym 2000 GmbH
Sitio web: Horse Gym 2000

[s178] - https://christinakeim.com/2015/12/
Autor: Christina Keim
Título: Motivating the Lazy Equine Athlete
Fecha de lanzamiento: 2015-12-30
Sitio web: christinakeim.com

[s179] - https://www.distanceriding.org/condition-horse-like-pro/
Autor: Nancy S. Loving, DVM
Título: Condition Your Horse Like a Pro
por: SEDRA (South Eastern Distance Riders Association)
Fecha de lanzamiento: Apr 17, 2018
Sitio web: distanceriding.org

[s180] - https://equestology.com.au/trainingscience/strengthtraining
Autor: Equestology Sport Horse Science
Título: Strength Training For The Equine Athlete
Fecha de lanzamiento: February 4, 2018
Sitio web: Equestology

[s181] - https://www.ukvetequine.com/content/clinical/muscle-hypertrophy-and-its-relevance-to-horses/
Título: Muscle Hypertrophy and Its Relevance to Horses
por: UK Vet Equine
Sitio web: UK Vet Equine

[s182] - https://www.ukvetequine.com/content/clinical/muscle-hypertrophy-and-its-relevance-to-horses/
Título: Muscle Hypertrophy and Its Relevance to Horses
por: UK Vet Equine
Sitio web: UK Vet Equine

[s183] - https://jps.biomedcentral.com/articles/10.1007/s12576-017-0575-3
Autor: Hirofumi Miyata, Rika Itoh, Fumio Sato, Naoya Takebe, Tetsuro Hada, Teruaki Tozaki
Título: Effect of Myostatin SNP on muscle fiber properties in male Thoroughbred horses during training period
Fecha de lanzamiento: 20 October 2017
Sitio web: The Journal of Physiological Sciences
Editorial: BMC

[s184] - https://rsdjournal.org/index.php/rsd/article/view/13204
Autor: Paula Gomes Rodrigues, Katia de Oliveira, Stéphanie de Souza Vitório Alves, Camila Fernada Fidêncio, Clístenes Gomes de Oliveira, Lahesgyla Nascimento Fontes, José Miradelson Oliveira Carvalho, Camilla Mendonça Silva, Anselmo Domingos Ferreira Santos
Título: Muscle and biomechanical response time in patrol horses submitted to functional training
por: Universidade Federal de Sergipe, Universidade Estadual Paulista
Sitio web: Research, Society and Development

[s185] - https://www.agrobs.de/en/know-how-advice/topics/building-muscle-through-diet-and-training-834/
Título: Building muscle through diet and training
por: AGROBS GmbH
Sitio web: AGROBS

[s186] - https://nouvelleresearch.com/index.php/articles/14930-building-topline-horse-importance-of-nutrition-and-gut-health
Autor: Tom Schell
Título: Building the Topline in the Horse; The Importance of Nutrition and Gut Health
por: Nouvelleresearch
Sitio web: Nouvelleresearch

[s187] - https://www.vitafloor.com/news/tips-for-treating-soft-tissue-injuries-in-horses/
Título: Tips for Treating Soft Tissue Injuries in Horses
por: Vitafloor
Fecha de lanzamiento: 2023-08-11
Sitio web: Vitafloor

[s188] - https://www.mdpi.com/2076-2615/13/4/657
Título: Longitudinal Training and Workload Assessment in Young Friesian Stallions in Relation to Fitness, Part 2—An Adapted Training Program
por: MDPI
Sitio web: MDPI
Editorial: MDPI

[s189] - https://vet.purdue.edu/esmc/files/documents/EHU%20Summer%202023.pdf
Autor: Megan Bolger, DVM Class of 2023; Dr. Camilla Jamieson; Drs. Carla Olave and Emily Hess; Lindsey Takacs, DVM Class of 2023
Título: Equine Health Update
por: Purdue University
Fecha de lanzamiento: 2023
Sitio web: Purdue University College of Veterinary Medicine
Editorial: Donald J. McCrosky Equine Sports Medicine Center

[s190] - https://www.kohnkesown.com/wp-content/uploads/2020/07/C7-Sacroiliac-Pain-Factsheet-2020.pdf
Autor: Dr John Kohnke BVSc RDA
Título: Sacroiliac Pain
por: Kohnke's Own
Fecha de lanzamiento: 2020
Sitio web: Kohnke's Own

[s191] - https://www.nature.com/articles/s41467-022-35390-3
Autor: David E. Lee, Lauren K. McKay, Akshay Bareja, Yongwu Li, Alastair Khodabukus, Nenad Bursac, Gregory A. Taylor, Gurpreet S. Baht, James P. White
Título: Meteorin-like is an injectable peptide that can enhance regeneration in aged muscle through immune-driven fibro/adipogenic progenitor signaling
por: Nature Communications
Fecha de lanzamiento: 2022-12-09
Sitio web: Nature
Editorial: Nature Publishing Group

[s192] - https://veteriankey.com/biomechanics-of-locomotion-in-the-athletic-horse/
Autor: Eric Barrey
Título: Biomechanics of locomotion in the athletic horse
por: Veterinary Key
Sitio web: Veterinary Key

[s193] - https://pubmed.ncbi.nlm.nih.gov/6519042/
Autor: D H Leach, K Ormrod, H M Clayton
Título: Standardised terminology for the description and analysis of equine locomotion
Fecha de lanzamiento: 1984-11
Sitio web: PubMed
Editorial: Equine Veterinary Journal

[s194] - https://edis.ifas.ufl.edu/publication/AN332
Autor: Laura Patterson Rosa, Carissa Wickens, Samantha A. Brooks
Título: Genetic Selection for Gaits in the Horse
por: University of Florida
Sitio web: UF/IFAS

[s195] - https://research.utwente.nl/files/299379592/Accurate_Horse_Gait.pdf
Autor: Hamed Darbandi, Filipe Serra Bragança, Berend Jan van der Zwaag, Paul Havinga
Título: Accurate Horse Gait Event Estimation Using an Inertial Sensor Mounted on Different Body Locations
por: University of Twente, Utrecht University
Fecha de lanzamiento: 2022
Sitio web: University of Twente
Editorial: IEEE

[s196] - https://www.nature.com/articles/nature11399
Autor: Lisa S. Andersson, Martin Larhammar, Fatima Memic, Hanna Wootz, Doreen Schwochow, Carl-Johan Rubin, Kalicharan Patra, Thorvaldur Arnason, Lisbeth Wellbring, Göran Hjälm, Freyja Imsland, Jessica L. Petersen, Molly E. McCue, James R. Mickelson, Gus Cothran, Nadav Ahituv, Lars Roepstorff, Sofia Mikko, Anna Vallstedt, Gabriella Lindgren, Leif Andersson, Klas Kullander
Título: Mutations in DMRT3 affect locomotion in horses and spinal circuit function in mice
por: Nature
Fecha de lanzamiento: 29 August 2012
Sitio web: nature.com

[s197] - https://www.nature.com/articles/s41467-024-47443-w
Autor: Milad Shafiee, Guillaume Bellegarda, Auke Ijspeert
Título: Viability leads to the emergence of gait transitions in learning agile quadrupedal locomotion on challenging terrains
por: Nature Communications
Fecha de lanzamiento: 09 April 2024
Sitio web: nature.com
Editorial: Nature Publishing Group

[s198] - https://link.springer.com/article/10.1007/s10803-023-06174-5

Autor:	Juan Vives-Vilarroig, Paola Ruiz-Bernardo, Andrés García-Gómez	**Título:**	Effects of Horseback Riding on the Postural Control of Autistic Children: A Multiple Baseline Across-subjects Design
Fecha de lanzamiento:	21 January 2024	**Sitio web:**	Springer
Editorial:	Journal of Autism and Developmental Disorders		

[s199] - https://www.davethindmethod.com/blog/introspection-and-proprioception

Autor:	Dave Thind	**Título:**	Can Past Falls or Other Long-Ago Experiences Silently be Hindering Your Progress?
por:	Dave Thind Method	**Fecha de lanzamiento:**	2023-09-29
Sitio web:	Dave Thind Method		

[s200] - https://yourdressage.org/2019/10/09/the-neurologic-dressage-horse/

Autor:	Heather Smith Thomas	**Título:**	The Neurologic Dressage Horse
por:	YourDressage.org	**Fecha de lanzamiento:**	2019-10-09
Sitio web:	YourDressage.org		

[s201] - https://www.nature.com/articles/srep08169

Autor:	Yasuhiro Fukuoka, Yasushi Habu, Takahiro Fukui	**Título:**	A simple rule for quadrupedal gait generation determined by leg loading feedback: a modeling study
por:	Nature Publishing Group	**Fecha de lanzamiento:**	2015-02-02
Sitio web:	Nature	**Editorial:**	Scientific Reports

[s202] - https://www.horsejournals.com/riding-training/english/dressage/building-stronger-horses

Autor:	Jec A. Ballou	**Título:**	Building Stronger Horses
por:	Horse Journals	**Fecha de lanzamiento:**	October 4, 2020
Sitio web:	Horse Journals		

[s203] - https://www.equitopiacenter.com/educators/dr-karin-liebbrandt/

Autor:	Dr. Karin Leibbrandt	**Título:**	Horse Rehabilitation & Training
por:	Equitopia Center	**Sitio web:**	Equitopia Center

[s204] - https://www.performancefooting.com/blog/horse-biomechanics/

Título:	Horse Biomechanics: The Key to Optimal Performance	**por:**	Performance Footing
Fecha de lanzamiento:	Aug 19, 2020	**Sitio web:**	Performance Footing

[s205] - https://pubmed.ncbi.nlm.nih.gov/19406498/

Autor:	Miroslav Janura, Christian Peham, Tereza Dvorakova, Milan Elfmark	**Título:**	An assessment of the pressure distribution exerted by a rider on the back of a horse during hippotherapy
por:	Palacky University Olomouc	**Fecha de lanzamiento:**	2009-04-29
Sitio web:	PubMed	**Editorial:**	Hum Mov Sci

[s206] - https://jneuroengrehab.biomedcentral.com/articles/10.1186/s12984-021-00929-w

Autor:	Priscilla Lightsey, Yonghee Lee, Nancy Krenek, Pilwon Hur	**Título:**	Physical therapy treatments incorporating equine movement: a pilot study exploring interactions between children with cerebral palsy and the horse
Fecha de lanzamiento:	2021-09-06	**Sitio web:**	Journal of NeuroEngineering and Rehabilitation
Editorial:	BMC		

[s207] - https://training.arioneo.com/en/the-racehorses-training-monitoring/

Autor:	Emmanuelle Van Erck	**Título:**	Racehorse's Training Monitoring
por:	Arioneo	**Sitio web:**	Arioneo

[s208] - https://www.alancouzens.com/blog/fitness_and_health.html

Autor:	Alan Couzens, MS (Sports Science)	**Título:**	Fitness, Health and Performance: One but not the same. (Lessons from our horsey friends)
Fecha de lanzamiento:	March 14th, 2015	**Sitio web:**	Alan Couzens

[s209] - https://www.e-jvc.org/journal/view.html?doi=10.17555/jvc.2023.40.6.464

Autor:	Seung-Ho Ryu, HeeEun Song, Eliot Forbes, Byung-Sun Kim, Joon-Gyu Kim, Ki-Jeong Na	**Título:**	A Pilot Study on the Heart Rates of Jeju Horses during Race Trials
por:	Korean Society of Veterinary Clinics	**Fecha de lanzamiento:**	December 31, 2023
Sitio web:	e-jvc.org		

[s210] - https://hrvtraining.com/category/programming/

Autor:	Andrew Flatt Ph.D.	**Título:**	Training Load and Nutrition Impact on HRV: 10 Week Data Analysis
por:	HRVtraining	**Fecha de lanzamiento:**	2013-12-06
Sitio web:	hrvtraining.com		

[s211] - https://www.equinetendon.com/vitafloor-and-equine-tendon-announce-strategic-partnership-to-revolutionize-equine-rehabilitation/

Autor:	Scott Rawson	**Título:**	Vitafloor and Equine Tendon Announce Strategic Partnership to Revolutionize Equine Rehabilitation
por:	Vitafloor USA Inc. and Equine Tendon Ltd.	**Fecha de lanzamiento:**	August 13, 2024
Sitio web:	Equine Tendon		

[s212] - https://bmcvetres.biomedcentral.com/articles/10.1186/s12917-017-0969-8

Autor:	Cornelis Marinus de Bruijn, Willem Houterman, Margreet Ploeg, Bart Ducro, Berit Boshuizen, Klaartje Goethals, Elisabeth-Lidwien Verdegaal, Catherine Delesalle	**Título:**	Monitoring training response in young Friesian dressage horses using two different standardised exercise tests (SETs)
por:	BMC Veterinary Research	**Fecha de lanzamiento:**	14 February 2017
Sitio web:	BMC Veterinary Research	**Editorial:**	BMC

[s213] - https://www.mdpi.com/2076-2615/13/4/689

Título:	Putative Role of CFSH in the Eyestalk-AG-Testicular Endocrine Axis of the Swimming Crab Portunus trituberculatus	**por:**	MDPI
Sitio web:	MDPI	**Editorial:**	MDPI

[s214] - https://core.ac.uk/download/pdf/82145339.pdf

Autor:	Brad H. DeWeese, Guy Hornsby, Meg Stone, Michael H. Stone	**Título:**	The training process: Planning for strength–power training in track and field. Part 2: Practical and applied aspects
por:	Elsevier B.V.	**Fecha de lanzamiento:**	17 July 2015
Sitio web:	ScienceDirect	**Editorial:**	Shanghai University of Sport

[s215] - https://feelthebyrn.blog/tag/aging-athlete/

Autor:	Gordo Byrn	**Título:**	Sunday Summary 20 November 2022
Fecha de lanzamiento:	November 20, 2022	**Sitio web:**	Feel The Byrn

[s216] - https://en.magazine.clipmyhorse.tv/artikel/der-ultimative-leitfaden-zum-distanzreiten-alles-was-du-wissen-musst

Autor:	Sina Schulze	**Título:**	Der ultimative Leitfaden zum Distanzreiten: Alles, was du wissen musst
por:	ClipMyHorse.TV	**Sitio web:**	ClipMyHorse.TV

[s217] - https://www.sportsperformancebulletin.com/training/endurance-training/peaking-the-art-of-planning-and-tapering

Autor:	Andrew Hamilton	**Título:**	Peaking: the art of planning and tapering
Sitio web:	Sports Performance Bulletin		

[s218] - https://www.equineultrasound.com/educational-resources/prevention-of-tendon-and-ligament-injuries

Autor:	Dr. Carol Gillis DVM, PhD, DACVSMR	**Título:**	Prevention of Tendon and Ligament Injuries
por:	K9 Ultrasound	**Fecha de lanzamiento:**	Jan 19
Sitio web:	equineultrasound.com		

[s219] - https://www.horsejournals.com/how/how-reduce-risk-training-related-injuries

Autor:	Jodie Santarossa, DVM, CVA, CERT	**Título:**	How to Reduce the Risk of Training Related Injuries
por:	Horse Journals	**Fecha de lanzamiento:**	October 11, 2024
Sitio web:	Horse Journals		

[s220] - https://horsenetwork.com/2016/12/keeping-your-performance-horse-sound/

Autor:	Dr. David Ramey	**Título:**	Keeping Your Performance Horse Sound
por:	Horse Network	**Fecha de lanzamiento:**	December 10, 2016
Sitio web:	Horse Network		

[s221] - https://vorl.vetmed.ucdavis.edu/sites/g/files/dgvnsk4731/files/inline-files/Racing_Injury_Prevention_Program_Report.pdf

Autor:	Susan M. Stover, DVM, PhD, Dipl ACVS	**Título:**	Racing Injury Prevention Program Report
por:	University of California Davis	**Fecha de lanzamiento:**	July 2011 - June 2013
Sitio web:	University of California Davis	**Editorial:**	California Horse Racing Board

[s222] - https://vet.arioneo.com/en/blog/muscular-contractures-in-sport-horses-management-and-prevention-thanks-to-technology/

Título:	Muscular contractures in athletic horses: management and prevention through technology	**por:**	ARIONEO
Fecha de lanzamiento:	May 31, 2023	**Sitio web:**	vet.arioneo.com

Fuentes de imágenes

Información sobre todas las imágenes siguientes

Ninguna de las imágenes fue modificada, solo se ajustó la resolución.

Todas las imágenes conservan su licencia original.

A pesar de una revisión cuidadosa, no se puede garantizar la precisión y atribución de las imágenes.

Todas las imágenes fueron recuperadas y verificadas 2024-12-04.

Licencias utilizadas

CC BY-SA 4.0	https://creativecommons.org/licenses/by-sa/4.0
No restrictions	https://www.flickr.com/commons/usage/
CC BY-SA 2.0	https://creativecommons.org/licenses/by-sa/2.0
CC BY 4.0	https://creativecommons.org/licenses/by/4.0
CC0	http://creativecommons.org/publicdomain/zero/1.0/deed.en
CC BY-SA 3.0	http://creativecommons.org/licenses/by-sa/3.0/
FAL	http://artlibre.org/licence/lal/en
GFDL 1.2	http://www.gnu.org/licenses/old-licenses/fdl-1.2.html
CC BY-SA 1.0	https://creativecommons.org/licenses/by-sa/1.0
CC BY-SA 3.0 de	https://creativecommons.org/licenses/by-sa/3.0/de/deed.en

Créditos de imágenes

[i1] - https://upload.wikimedia.org/wikipedia/commons/4/4a/Cartilage_hyaline1.jpg
Date: 2008-06-03   por: Echinaceapallida
License: CC BY-SA 4.0 (https://creativecommons.org/licenses/by-sa/4.0)

[i2] - https://upload.wikimedia.org/wikipedia/commons/1/1a/Renegade_Hoof_Boots_Classic.png
Date: 2022-06-09   por: Lwolfe63
License: CC BY-SA 4.0 (https://creativecommons.org/licenses/by-sa/4.0)

[i3] - https://upload.wikimedia.org/wikipedia/commons/e/ea/Sabot_en_babouche_01.jpg
Date: 2022-04-26   por: .Anja.
Artista: Anne Jea.   License: CC BY-SA 4.0 (https://creativecommons.org/licenses/by-sa/4.0)

[i4] - https://upload.wikimedia.org/wikipedia/commons/7/7a/Veterinary_notes_for_horse_owners_-_a_manual_of_horse_medicine_and_surgery_%281903%29_%281478f823702%29.jpg
Date: 1903   por: Fæ
Artista: Internet Archive Book Images   License: No restrictions (https://www.flickr.com/commons/usage/)

[i5] - https://upload.wikimedia.org/wikipedia/commons/f/f6/The_Horse_-_its_treatment_in_health_and_disease%2C_with_a_complete_guide_to_breeding%2C_training_and_management_%281905%29_%2814763801912%29.jpg
Date: 1905   por: Fæ
Artista: Internet Archive Book Images   License: No restrictions (https://www.flickr.com/commons/usage/)

[i6] - https://upload.wikimedia.org/wikipedia/commons/9/91/Annual_report_of_the_American_Museum_of_Natural_History_for_the_year_%281907%29_%2818433410951%29_%28cropped%29.jpg
Date: 1907   por: Kersti Nebelsiek
Artista: Internet Archive Book Images   License: No restrictions (https://www.flickr.com/commons/usage/)

[i7] - https://upload.wikimedia.org/wikipedia/commons/d/d5/Normal_lung_Alveoli_%283678762542%29.jpg
Date: 2008-07-10   por: Netha Hussain
Artista: Yale Rosen   License: CC BY-SA 2.0 (https://creativecommons.org/licenses/by-sa/2.0)

[i8] - https://upload.wikimedia.org/wikipedia/commons/c/c0/Horse_nose_01.jpg
Date: 2023-07-21   por: .Anja.
Artista: Anja   License: CC BY-SA 4.0 (https://creativecommons.org/licenses/by-sa/4.0)

[i9] - https://upload.wikimedia.org/wikipedia/commons/b/bc/E_coli_at_10000x%2C_original.jpg
Date: 2005-03 **por:** Brian0918
Artista: Photo byfkfkrErbe, digital colorization by **License:** Public domain
Christopher Pooley, both of USDA, ARS, EMU.

[i10] - https://upload.wikimedia.org/wikipedia/commons/d/d2/Histological_Structure_of_Large_Intestine.jpg
Date: 2022-03-15 **por:** S.M.M.Musabbir Uddin
License: CC BY-SA 4.0
(https://creativecommons.org/licenses/by-sa/4.0)

[i11] - https://upload.wikimedia.org/wikipedia/commons/7/78/Purine_Nucleoside_Phosphorylase.jpg
Date: 2004-12-17 **por:** Chris 73
License: Public domain

[i12] - https://upload.wikimedia.org/wikipedia/commons/c/c1/Horse_retinal_neuron.jpg
Date: 2021-03-26 **por:** Katshutko
License: CC BY 4.0 (https://creativecommons.org/licenses/by/4.0)

[i13] - https://upload.wikimedia.org/wikipedia/commons/7/77/Bovine_Pulmonary_Artery_Endothelial_Cells_Fluorescent_Image.jpg
Date: 2019-12-06 **por:** Erin Rod
License: CC BY 4.0 (https://creativecommons.org/licenses/by/4.0)

[i14] - https://upload.wikimedia.org/wikipedia/commons/8/89/Astrocyte.jpg
Date: 13 November 2005 **por:** File Upload Bot (Magnus Manske)
Artista: Lka **License:** Attribution

[i15] - https://upload.wikimedia.org/wikipedia/commons/d/db/Naturalis_Biodiversity_Center_-_Gypsum_-_mineral.jpg
Date: 2014-08-06 **por:** Hansmuller
Artista: Naturalis Biodiversity Center **License:** CC0
(http://creativecommons.org/publicdomain/zero/1.0/deed.en)

[i16] - https://upload.wikimedia.org/wikipedia/commons/4/40/Natural_Copper_Ore_Macro_1.JPG
Date: 2007-07-24 **por:** Digon3
License: CC BY-SA 3.0 (http://creativecommons.org/licenses/by-sa/3.0/)

[i17] - https://upload.wikimedia.org/wikipedia/commons/6/6a/Manganese_Ore.jpg
Date: 2015-03-20 **por:** Thamizhpparithi Maari
License: CC BY-SA 4.0
(https://creativecommons.org/licenses/by-sa/4.0)

[i18] - https://upload.wikimedia.org/wikipedia/commons/3/3d/Cholecalciferol-3d.png
Date: 5/6/07 **por:** Trlkly
Artista: Sbrools **License:** CC BY-SA 3.0 (http://creativecommons.org/licenses/by-sa/3.0/)

[i19] - https://upload.wikimedia.org/wikipedia/commons/f/f9/Zinc_fragment_sublimed_and_1cm3_cube.jpg
Date: 2010-10-02 **por:** Alchemist-hp
License: FAL (http://artlibre.org/licence/lal/en)

[i20] - https://upload.wikimedia.org/wikipedia/commons/d/d2/Cobalt_Sample.jpg
Date: 2014-11-30 **por:** Tjdenholm
Artista: Tim Denholm **License:** CC BY 4.0 (https://creativecommons.org/licenses/by/4.0)

[i21] - https://upload.wikimedia.org/wikipedia/commons/f/f0/Vitamin-E-from-xtal-3D-bs-17.png
Date: 2023-10-22 **por:** Benjah-bmm27
Artista: Ben Mills **License:** Public domain

[i22] - https://upload.wikimedia.org/wikipedia/commons/d/d9/Horse_drawn_hearse_horse_City_of_London_Cemetery_2_lighter.jpg
Date: 2020-04-23 **por:** Acabashi
License: CC BY-SA 4.0
(https://creativecommons.org/licenses/by-sa/4.0)

[i23] - https://upload.wikimedia.org/wikipedia/commons/2/2f/Dried_Star_Anise_Fruit_Seeds.jpg
Date: 2017-11-12 **por:** Sanjay ach
Artista: Sanjay Acharya **License:** CC BY-SA 4.0
(https://creativecommons.org/licenses/by-sa/4.0)

[i24] - https://upload.wikimedia.org/wikipedia/commons/5/5b/Curcuma_longa_roots.jpg
Date: 2014-03-22 **por:** Laitche
Artista: Simon A. Eugster **License:** CC BY-SA 3.0
(https://creativecommons.org/licenses/by-sa/3.0)

[i25] - https://upload.wikimedia.org/wikipedia/commons/f/f3/Eucalyptus_trees_in_Agioi_Apostoli._Crete%2C_Greece.jpg
Date: 2019-09-13 **por:** Ввласенко
License: CC BY-SA 3.0
(https://creativecommons.org/licenses/by-sa/3.0)

[i26] - https://upload.wikimedia.org/wikipedia/commons/c/c0/Foeniculum_July_2011-1a.jpg
Date: 2011-07-07 **por:** Alvesgaspar
License: CC BY-SA 3.0
(https://creativecommons.org/licenses/by-sa/3.0)

[i27] - https://upload.wikimedia.org/wikipedia/commons/8/8c/Mentha_arvensis_-_p%C3%B5ldm%C3%BCnt_Keila.jpg
Date: 2013-07-11 **por:** Iifar
Artista: Ivar Leidus **License:** CC BY-SA 3.0
(https://creativecommons.org/licenses/by-sa/3.0)

[i28] - https://upload.wikimedia.org/wikipedia/commons/1/10/Salvia_pratensis_006.jpg
Date: 2012-06-16 **por:** Llez
Artista: H. Zell **License:** CC BY-SA 3.0
(https://creativecommons.org/licenses/by-sa/3.0)

[i29] - https://upload.wikimedia.org/wikipedia/commons/e/ea/Thyme-Bundle.jpg
Date: 2011-09-28 **por:** Evan-Amos
License: CC0
(http://creativecommons.org/publicdomain/zero/1.0/deed.en)

[i30] - https://upload.wikimedia.org/wikipedia/commons/a/a7/Chamomile%40original_size.jpg
Date: 2005-05-28 **por:** Fir0002
License: GFDL 1.2 (http://www.gnu.org/licenses/old-licenses/fdl-1.2.html)

[i31] - https://upload.wikimedia.org/wikipedia/commons/b/b5/Gesloten_bloem_van_de_paardenbloem_%28Taraxacum_officinale%29_09-05-2021._%28d.j.b%29_02.jpg
Date: 2021-05-09 **por:** Famberhorst
Artista: Dominicus Johannes Bergsma **License:** CC BY-SA 4.0
(https://creativecommons.org/licenses/by-sa/4.0)

[i32] - https://upload.wikimedia.org/wikipedia/commons/7/78/Medicago_sativa_-_harilik_lutsern_Keilas.jpg
Date: 2013-07-25 **por:** Iifar
Artista: Ivar Leidus **License:** CC BY-SA 3.0
(https://creativecommons.org/licenses/by-sa/3.0)

[i33] - https://upload.wikimedia.org/wikipedia/commons/b/bc/00_0838_Frucht_der_Pflanze_%E2%80%9EEchtes_S%C3%BCssholz%E2%80%9C_%28Glycyrrhiza_glabra%29.jpg
Date: 2019-09-21 **por:** W. Bulach
License: CC BY-SA 4.0
(https://creativecommons.org/licenses/by-sa/4.0)

[i34] - https://upload.wikimedia.org/wikipedia/commons/1/14/Origanum_vulgare_-_harilik_pune.jpg
Date: 30 June 2013, 21:36:21 **por:** Iifar
Artista: Ivar Leidus **License:** CC BY-SA 3.0
(https://creativecommons.org/licenses/by-sa/3.0)

[i35] - https://upload.wikimedia.org/wikipedia/commons/7/7e/Dry_Ginger_1.jpg
Date: 2018-09-06 **por:** Peiyushk
Artista: Piyush Kothari **License:** CC BY-SA 4.0
(https://creativecommons.org/licenses/by-sa/4.0)

[i36] - https://upload.wikimedia.org/wikipedia/commons/b/b7/Knoblauch_%28Allium_sativum%29-20200621-RM-085344.jpg
Date: 2020-06-21 **por:** Ermell
License: CC BY-SA 4.0
(https://creativecommons.org/licenses/by-sa/4.0)

[i37] - https://upload.wikimedia.org/wikipedia/commons/d/dd/Moringa_oleifera_kz01.jpg
Date: 2024-02-21 **por:** Kenraiz
License: CC BY-SA 4.0
(https://creativecommons.org/licenses/by-sa/4.0)

[i38] - https://upload.wikimedia.org/wikipedia/commons/6/69/Echinacea_purpurea_in_Aboul.jpg
Date: 2017-07-17 **por:** Tournasol7
Artista: Krzysztof Golik **License:** CC BY-SA 4.0
(https://creativecommons.org/licenses/by-sa/4.0)

[i39] - https://upload.wikimedia.org/wikipedia/commons/4/49/Plagiomnium_affine_laminazellen.jpeg
Date: created **por:** René Esposito
Artista: Fabelfroh **License:** CC BY-SA 3.0 (http://creativecommons.org/licenses/by-sa/3.0/)

[i40] - https://upload.wikimedia.org/wikipedia/commons/6/63/Calendula_officinalis_flowerbud_22122014_%281%29.jpg
Date: 2014-12-22 **por:** Joydeep
License: CC BY-SA 3.0
(https://creativecommons.org/licenses/by-sa/3.0)

[i41] - https://upload.wikimedia.org/wikipedia/commons/3/37/Plantago_lanceolata_-_Kulna.jpg
Date: 20 June 2022, 22:02 **por:** Iifar
Artista: Ivar Leidus **License:** CC BY-SA 4.0
(https://creativecommons.org/licenses/by-sa/4.0)

[i42] - https://upload.wikimedia.org/wikipedia/commons/9/97/Hypericum_perforatum20110702_023.jpg
Date: 2011-07-02 **por:** Bff
License: CC BY-SA 4.0
(https://creativecommons.org/licenses/by-sa/4.0)

[i43] - https://upload.wikimedia.org/wikipedia/commons/9/94/Myrrh.JPG
Date: 14 February 2005 **por:** Gaius Cornelius
License: Public domain

[i44] - https://upload.wikimedia.org/wikipedia/commons/4/4c/Dr.Umasankar_Mohanty_Demonstrating_Manual_Therapy_Techniques.jpg
Date: 2009-01-18 **por:** Prof.mohanty
License: CC BY-SA 4.0
(https://creativecommons.org/licenses/by-sa/4.0)

[i45] - https://upload.wikimedia.org/wikipedia/commons/2/24/KT_tape_on_the_back_of_adult_male.jpg
Date: 2021-02-27 **por:** Whoisjohngalt
License: CC BY-SA 4.0
(https://creativecommons.org/licenses/by-sa/4.0)

[i46] - https://upload.wikimedia.org/wikipedia/commons/7/77/Shiatsu_massage_set-up.jpg
Date: 2007-10-08 **por:** Flickr upload bot
Artista: Lee Haywood **License:** CC BY-SA 2.0
(https://creativecommons.org/licenses/by-sa/2.0)

[i47] - https://upload.wikimedia.org/wikipedia/commons/3/30/Ost%C3%A9opathie_%C3%A9quine_ESOAA.JPG
Date: 2008-09-08 **por:** Animatum
License: CC BY-SA 3.0
(https://creativecommons.org/licenses/by-sa/3.0)

[i48] - https://upload.wikimedia.org/wikipedia/commons/5/58/Mare_repro_palpate_%285877979030%29.jpg
Date: 2008-04-08 **por:** Montanabw
Artista: eXtensionHorses **License:** CC BY-SA 2.0
(https://creativecommons.org/licenses/by-sa/2.0)

[i49] - https://upload.wikimedia.org/wikipedia/commons/c/c3/Homeopathic_Medicine.jpg
Date: 2020-10-05 **por:** Dr. Moumita Sahana
License: CC BY-SA 4.0
(https://creativecommons.org/licenses/by-sa/4.0)

[i50] - https://upload.wikimedia.org/wikipedia/commons/8/8f/Grooming_Horse_by_Robert_Polhill_Bevan_-_Robert_Polhill_Bevan_-_ABDA G002290.jpg
Date: 1909 **por:** Watty62
Artista: class="fn value"> Robert Polhill Bevan **License:** Public domain

[i51] - https://upload.wikimedia.org/wikipedia/commons/f/fa/Zaniskari_Horse_in_Ladakh.jpg
Date: 2018-06-26 **por:** Justlettersandnumbers
Artista: Eatcha **License:** CC BY-SA 4.0
(https://creativecommons.org/licenses/by-sa/4.0)

[i52] - https://upload.wikimedia.org/wikipedia/commons/f/f6/Kuskokwim_Reconnaissance_expedition_members_leading_horses_across_ic e_field_on_the_west_side_of_Simpson_Pass%2C_Alaska_Range_%28AL%2BCA_3763%29.jpg
Date: August **por:** BMacZeroBot
Artista: class="fn value"> Unknown author **License:** Public domain

[i53] - https://upload.wikimedia.org/wikipedia/commons/5/52/BMW_Polo_Masters_Meg%C3%A8ve_2014_-_bandages.jpg
Date: 2014-01-26 **por:** Ludo29
Artista: Ludovic Péron **License:** CC BY-SA 3.0
(https://creativecommons.org/licenses/by-sa/3.0)

[i54] - https://upload.wikimedia.org/wikipedia/commons/8/80/Self-adhering-bandage.png
Date: 2020-03-23 **por:** Baedr-9439
License: CC0
(http://creativecommons.org/publicdomain/zero/1.0/deed.en)

[i55] - https://upload.wikimedia.org/wikipedia/commons/f/f7/Rotavirus.jpg
Date: 2006-01-24 **por:** Ciszewski W~commonswiki
Artista: F.P. Williams, U.S. EPA **License:** Public domain

[i56] - https://upload.wikimedia.org/wikipedia/commons/b/b7/Human_fibrinogen_3GHG.png
Date: 2019-11-14 **por:** 5-HT2AR
License: CC0
(http://creativecommons.org/publicdomain/zero/1.0/deed.en)

[i57] - https://upload.wikimedia.org/wikipedia/commons/2/26/160504-A-PY568-001_%2826328283963%29.jpg
Date: 2016-05-10 **por:** Vanished Account Byeznhpyxeuztibuo
Artista: U.S. Department of Defense Current Photos **License:** Public domain

[i58] - https://upload.wikimedia.org/wikipedia/commons/0/03/Horse-Vaccination.jpeg
Date: 1940   **por:** Eubulides
Artista: United States. Farm Security Administration.   **License:** Public domain
Office of War Information Photograph Collection.
Photographer is Wilbur Staats.

[i59] - https://upload.wikimedia.org/wikipedia/commons/a/af/Hooves_with_special_horseshoes_02.jpg
Date: 2024-08-11   **por:** Kritzolina
License: CC BY-SA 4.0
(https://creativecommons.org/licenses/by-sa/4.0)

[i60] - https://upload.wikimedia.org/wikipedia/commons/9/9b/Chestnut_horse_hoof.JPG
Date: 2014-04-29   **por:** Montanabw
License: CC BY-SA 3.0
(https://creativecommons.org/licenses/by-sa/3.0)

[i61] - https://upload.wikimedia.org/wikipedia/commons/c/c5/A_blacksmith_at_work.jpg
Date: 2009-08-24   **por:** Wizard191
Artista: Moose Jaw Times Herald   **License:** CC BY-SA 1.0
(https://creativecommons.org/licenses/by-sa/1.0)

[i62] - https://upload.wikimedia.org/wikipedia/commons/a/ac/Man_jumping_over_a_pommel_horse._Man_waiting_in_line_behin
d_him%2C_NINO_F_Scholten_photographic_print_19_1449.tiff
Date: Between   **por:** Mr.Nostalgic
Artista: Frank Scholten   **License:** Public domain

[i63] - https://upload.wikimedia.org/wikipedia/commons/8/86/Cavaletti_Systembalken_aus_verletzungsfreiem_Kunststoff.jpg
Date: 2016-10-01   **por:** Wdwdbot
Artista: Sylvia Naundorf   **License:** CC BY-SA 3.0 de
(https://creativecommons.org/licenses/by-sa/3.0/de/deed.en)

[i64] - https://upload.wikimedia.org/wikipedia/commons/4/4e/Horse_Altai_05.jpg
Date: 2013-06-08   **por:** Alexandr frolov
License: CC BY-SA 4.0
(https://creativecommons.org/licenses/by-sa/4.0)

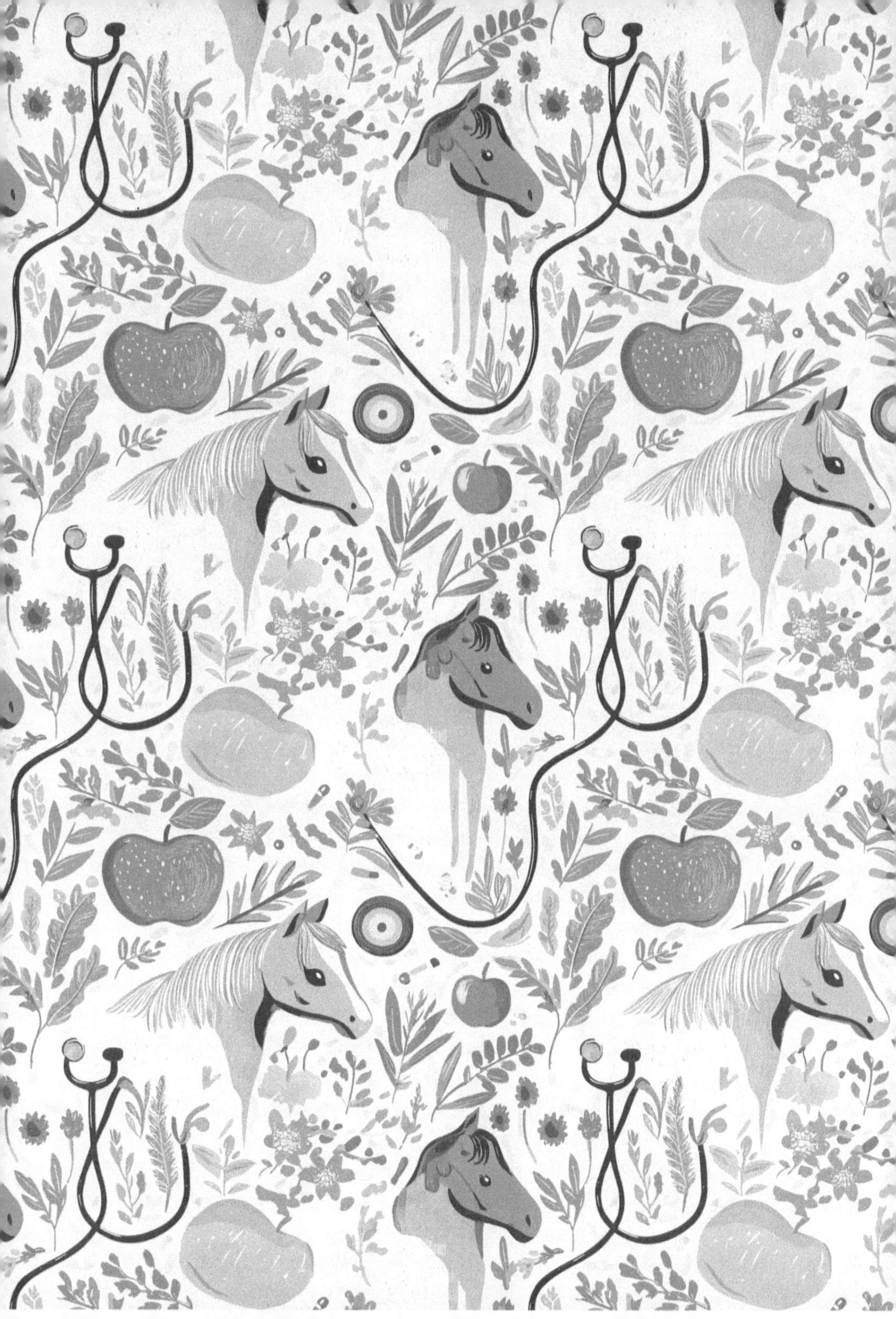